Bircher-Benner Diätbücher

# Handbuch für Venenleiden

Diätanleitungen
zur Verhütung und Therapie
mit Rezeptteil,
eingehende Ratschläge
und ausgearbeiteter Kurplan
aus einem ärztlichen Zentrum
modernster Heilkunst

Dr. med. Andres Bircher
und Mitarbeitende des
Bircher-Benner Zentrums
Lilli Bircher, Pascal Bircher,
Anne-Cécile Bircher

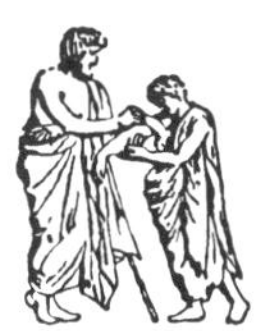

EDITION BIRCHER-BENNER
CH-8784 BRAUNWALD

Bircher-Benner Diätbücher

1. Handbuch für Multiple-Sklerose-Kranke, Morbus Parkinson und andere neurodegenerative Leiden
2. Handbuch für Leber- und Gallenkranke
3. Handbuch für die Familie und das gesunde Kind
4. Handbuch für Frischsäfte, Rohkost und Früchtespeisen
5. Handbuch zur Steigerung der Abwehrkräfte und gegen Infektionskrankheiten
6. Handbuch für Bergsteiger und für den Sport
7. Handbuch für Diabetiker
8. Handbuch zur Verhütung und unterstützenden Therapie bei Lungenkrankheiten
9. Essensfreude ohne Kochsalz
10. Handbuch für Rheuma- und Arthritiskranke
11. Handbuch für Männer mit Prostataleiden
12. Handbuch für Nieren- und Blasenkranke
13. Handbuch für Venenleiden
14. Handbuch für Magen- und Darmkranke
15. Handbuch für die Ernährung in Schwangerschaft und Stillzeit
16. Handbuch für Frauenleiden und die Wechseljahre
17. Handbuch zur Verhütung und begleitenden Therapie der Krebskrankheit
18. Handbuch für Kopfschmerzen und Migräne
19. Handbuch für Bluthochdruck, Herz- und Arteriosklerosekranke
20. Handbuch zur Überwindung von Angst und Depression
21. Handbuch für Hautkranke und Hautempfindliche
22. Handbuch für Stresskranke
23. Handbuch für Allergiekranke und die Heilung von Autoimmunkrankheiten
24. Handbuch zur Verhütung von Demenz und Alzheimerkrankheit
25. Handbuch zur inneren Behandlung der Augenkrankheiten
26. Handbuch zur Heilung von Gewichtsproblemen, Adipositas und Anorexie

Die Ergebnisse weltweiter Forschung sind in diesen Handbüchern ebenso berücksichtigt, wie die über 100-jährige Entwicklung ärztlicher Kunst und Erfahrung in der bekannten Bircher-Benner-Klinik. Der Leser spürt auf Schritt und Tritt die hilfreiche Art des kundigen Arztes.

1. Auflage 2023



info@bircher-benner.com www.bircher-benner.com

Buchbestellungen: edition@bircher-benner.com



Printed in Germany



Satz: Eberl & Koesel Studio, Kempten

Druck und Bindung: Pustet, Regensburg

# Inhalt

# Vorwort

Kampfadern, venöse Insuffizienz und Thromboembolien sind kein Zufall, sie sind eine typische Krankheit unserer Zivilisation. Im Gleichschritt mit den anderen Herz- und Kreislauf-Krankheiten leiden immer mehr Menschen daran. In den USA sollen 6 bis 7 Millionen Patienten an schweren Folgen venöser Insuffizienz leiden. Von scheinbar harmlosen Varizen bis hin zu schwer heilbaren Ulzerationen der Beine, Thrombosen der tiefen Venen und Lungenembolien sind sie eine ernsthafte Krankheit unserer Zivilisation. In Deutschland wird die Häufigkeit schwerer Folgen venöser Insuffizienz, die bereits eine Vernarbung des Unterhautgewebes, eine Verkümmerung (Atrophie) der Gewebe des Unterschenkels und chronische Ekzeme verursacht haben, auf 13 % der Bevölkerung geschätzt[1]. In der Folge entsteht bei 7 von 1000 venenkranken Menschen ein Ulcus cruris venosum, ein tiefes, sehr schwer heilbares Geschwür an den Unterschenkeln, was man im Volksmund „offenes Bein" nennt. Dieses entsteht meistens um den Innenknöchel herum, wo die Blutversorgung am empfindlichsten ist. Offiziell gilt eine tiefe Venenthrombose, welche den venösen Rückfluss des Blutes blockiert, als Auslöser der chronisch venösen Insuffizienz, sodass das Blut durch die Verbindungsvenen in die äusseren Venen dringt und diese massiv überlastet. Doch sind auch diese tiefe Venenthrombose und dieses postthrombotische Syndrom kein Zufall. Thrombosen entstehen durch eine vorausgegangene Schädigung der Innenschicht der Venen, des Endothels und durch eine übermässige Gerinnbarkeit des Blutes. Beides ist die Folge der allgemein verbreiteten Fehlernährung unserer „Zivilisation" mit viel Fleisch, tierischem Fett, Käse, Milchprodukten, Kochsalz, Zucker, Weissmehlspeisen, industriell verkünstelten Nahrungsmitteln, Kaffee und Alkohol. Unser Stoffwechsel vollbringt immense Leistungen, doch bei einer solchen Ernährung ist er massiv überlastet, sodass eine Stoffwechselschuld entsteht und sich saure, stark oxidierende Stoffwechsel-Abbauprodukte in die zarten Bindegewebe des ganzen Körpers einlagern, oxidativen Stress bewirken und ganz stark oxidierende Radikale freisetzen, die degenerative Veränderungen verursachen. Dies geschieht bei dieser Fehlernährung nicht nur in den Arterien, sondern genauso in den Venen und in den empfindlichen Venenklappen, welche sich in den tiefen Venen befinden, um den Rückfluss zum Herzen zu garantieren und in den Verbindungsvenen, welche die oberflächlichen Venen vor dem Hinausdrängen des Blutes aus den tiefen Venen schützen[2]. Bei derart geschädigten Venenklappen können auch ohne Thrombose Krampfadern entstehen. Dann nennt man dies eine „primäre Varikosis". Wohl ist diese familiär gehäuft, doch bedeutet dies nicht, dass sie vererbt ist, da die Ernährungs- und Lebensweise von Familienmitgliedern und ihrer Nachkommen in der Regel sehr ähnlich ist. In den Jahrzehnten ärztlicher Praxis haben wir unter den Menschen, welche sich annähernd vegan, mit vegetabiler Vollwertkost mit hohem Anteil an Früchten und Rohgemüse ernährt haben, keinen einzigen Patienten mit Krampfadern gesehen und haben immer wieder erlebt, wie sich bereits deutlich sichtbare Krampfadern nach der Umstellung auf solche Kost vollständig zurückgebildet haben. Bei einem hohen Anteil an lebendigen vegetabilen Nahrungsmitteln sind die Membranen der roten Blutkörperchen gesund, sodass sich diese beim Durchgang durch die Kapillaren einrollen können. Dadurch nehmen sie in den Lungen viel mehr Sauerstoff auf und erhöhen den Sauerstoffgehalt in allen Geweben, so auch in den Venenwänden, die auch, wie ein Organ, durch ein feines System an Blutgefässen und Kapillaren ernährt werden. Bei dieser Ernährung ist die Viskosität des Blutes viel geringer und das Gerinnungssystem und das Endothel der Blutgefässe gesund, sodass weder eine Thrombose, noch eine venöse Insuffizienz entsteht. Dieses Buch ist für Menschen geschrieben, welche Krampfadern und eine venöse Insuffizienz mit all ihren Folgen vermeiden möchten oder Menschen, die sie heilen möchten, solange dies noch möglich ist. Dieses Buch gibt den notwendigen Einblick in die wissenschaftlichen Grundlagen und Ursachen der Krankheit und enthält die evidenzbasierte Diätetik und dazu die Diätpläne in aufbauenden Schritten, wissenschaftlich geprüfte Arzneien der Naturheilkunde und wertvolle Ratschläge für die Pflege und physikalischen Anwendungen für ein gesundes Venensystem.

Dr. med. Andres Bircher

# Das Venensystem

Das venöse System ist ein integraler Bestandteil des Herz-Kreislauf-Systems. Im Gegensatz zu Arterien befördern die Venen das Blut zurück aus dem Körper. Sie führen zum Herzen. Bei einem erwachsenen Menschen fliessen jeden Tag fast 7000 Liter Blut durch die Venen zurück zum Herzen. Dies bedeutet eine grosse Belastung für diese Gefässe. Besonders die Beinvenen müssen schwere Arbeit leisten, denn das Blut muss gegen die Schwerkraft angehoben werden. Mit Ausnahme der Lungenvenen fliesst in den Venen sauerstoffarmes Blut. Darum ist dieses dunkelrot bis leicht bläulich. Die Venen gehören zum Niederdruck System des Blutkreislaufs. Damit das Blut nicht nach unten zurückfliessen kann, sind spezielle Ventile, die sogenannten Venenklappen, zwischengeschaltet. Die Funktion der Klappen ist von grosser Bedeutung. Versagen sie, entstehen Flussveränderungen, Krampfadern und Thrombosen. Besonders stark belastet sind die Beinvenen wegen des erhöhten hydrostatischen Drucks, der vom Herzen in die Füsse hinunter drängt.

Man unterscheidet bei den Beinvenen drei Bereiche: die oberflächlichen Venen, die tiefen Venen und die Verbindungsvenen (Venae perforantes). Die oberflächlichen Venen liegen direkt unter der Haut und sind locker in das Binde- und Fettgewebe eingebettet. Sie bilden ein dichtes Netzwerk aus Gefässen, die in die beiden grossen, oberflächlichen Stammvenen der Beine, die Vena saphena magna und die Vena saphena parva, münden. Aus diesen oberflächlichen Stammvenen fliessen 90 % des Blutes durch die Verbindungsvenen, die Venae perforantes, in das tiefe Venensystem hinein. Die restlichen 10 % gelangen über Venen, die sich gut geschützt in der Leiste befinden, zurück über die Beckenvenen und von dort aus über die grosse Hohlvene zurück zum Herzen. Der Druck in den tiefen Venen ist wesentlich höher als in den Oberflächenvenen. Damit das Blut nicht von den tiefen Venen in die oberflächlichen Venen hinausdrängt, Blut nur hinein und nicht hinaus fliessen lassen, enthalten die Verbindungsvenen Klappen.

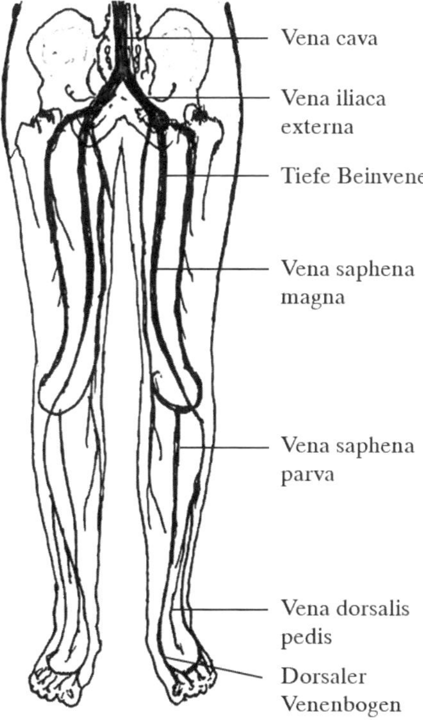

# Die Bedeutung der Muskelbewegungen

Nach dem Durchfluss durch die Kapillaren ist der Venendruck niedrig und hängt davon ab, ob wir stehen oder liegen. Die Pumpleistung des Herzens durch die Kapillaren hindurch, genügt nicht, um das Blut von den Füssen bis zum Herzen hinaufzubringen. Doch entsteht von den Vorhöfen des Herzens her eine leichte Sogwirkung, welche den Rücktransport unterstützt. Doch noch immer genügt dies nicht, um gegen die Schwerkraft anzukommen.

Doch üben die Muskeln der Beine, wann immer wir uns bewegen, eine Pumpwirkung auf die tiefen Venen aus, und damit das Blut hierdurch nach oben fliesst, gibt es Klappen in den tiefen Venen, welche den Rückfluss nach unten verhindern, sodass das Venenblut zum Herzen fliesst. Beim Entspannen der Muskulatur entsteht eine Sogwirkung, welche Blut aus den Kapillaren zieht. Am wirksamsten ist dieses Pumpen der Muskeln in den Waden.

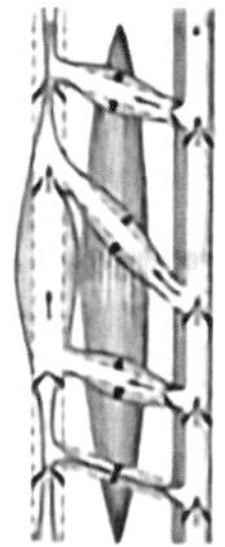

Bild Franz Geisler

Die Venen haben etwa den gleichen Umfang wie die Arterien, jedoch eine dünnere Wand, da der Venendruck viel geringer

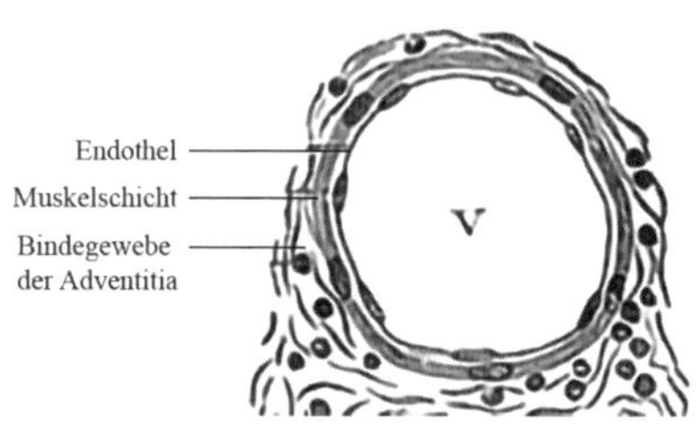


ist. Dafür ist das Lumen darin grösser als bei den Arterien, damit ein gleich grosser Blutdurchfluss wie in den Arterien möglich ist. Die Muskelschicht im Inneren der Venenwände ist dünn und reguliert den Innendurchmesser und damit den Durchfluss des Blutes. Wie bei den Arterien bestehen die Venenwände aus drei Schichten:

*Die innerste Schicht ist das Endothel.* Es besteht aus einer Schicht flacher Endothelzellen. Wie bei den Arterien regulieren sie den Aufbau der ganzen Venenwand. Ausserhalb befindet sich die *Tunica adventitia.* Sie besteht aus einer unterschiedlich dicken Schicht von Bindegewebe. In sie hinein laufen Nervengeflechte des vegetativen Nervensystems und Blutgefässe, welche die Venenwand ernähren und mit Sauerstoff versorgen. Man nennt sie *vasa vasorum*. Dies bedeutet: „Gefässe für die Gefässe“. Zur Verstärkung ist diese Schicht unterschiedlich stark mit soliden Kollagenfasern durchdrungen und mit elastischen Bindegewebsfasern. Die Tunica adventitia hat wichtige Aufgaben bei der Versorgung und Innervation der Venenwände und der Regulation der Muskelspannung und des Venendrucks. Die Vasa vasorum versorgen die äusseren Schichten der Venenwände und den äusseren Teil der Tunica media, welche die Muskulatur enthält, mit Nährstoffen. Die inneren Schichten der Tunica media und die *Tunica intima* werden vom Blut, das durch die Venen fliesst, ernährt. Die Venenwände sind eigentlich ein Organ, das auf Stoffwechselschäden und auf Sauerstoffmangel sehr empfindlich reagiert. Das Endothel ist eine einzellige Schicht, die in direktem Kontakt steht mit dem Blut. Die Endothelzellen sind abgeflacht und polygonal. Ihr Zellkern wölbt sich dabei in das Lumen der Vene hinein. Darunter gibt es eine *subendotheliale Bindegewebsschicht* und eine *elastische Membran*, die dicht mit elastischen Fasern durchsetzt ist. Die Endothelzellen bilden eine glatte Oberfläche, sodass das Blut ohne Reibung vorbeigleitet. Diese Oberfläche wirkt auf die weissen und roten Blutkörperchen abstossend. Nur wenn das Endothel beschädigt oder entzündet ist, können die Blutzellen anhaften und Blutgerinnsel bilden. Das Endothel ist für Bestandteile des Blutes nur selektiv durchlässig. Es bildet eine Barriere für viele Substanzen, die im Blut zirkulieren. Es produziert Substanzen, welche die Vene erweitern, zum Beispiel Stickstoffmonoxid und andere Substanzen, welche sie verengen.

Das Endothel steuert den Stoffaustausch mit dem Blut und dem umliegenden Gewebe. Zusätzlich zur Regulierung der Muskelspannung in den Venen verhindert es die Gerinnung des Blutes und die Bildung von Thromben. Das Endothel enthält zahlreiche Wirkstoffe und Wirkstoffvorstufen, welche auf das fibrinolytische System einwirken, damit Fibringerinnsel aufgelöst werden. Im Endothel ist Heparinsulfat und Thrombomodulin gespeichert, welche beide eine Gerinnung des Blutes verhindern. Das Endothel liegt einer dünnen *Basalmembran* auf, die es vom darunterliegenden lockeren Bindegewebe mit elastischen Fasern, Fibroblasten und einzelnen glatten Muskelfasern trennt.

Bei hohem Blutzuckerspiegel oder viel Salz in der Nahrung reagiert Zucker und Salz direkt chemisch mit den Endothelzellen und beschädigen sie. Dadurch kann das Endothel seine regulierende Funktion nicht mehr ausüben. So entsteht eine sogenannte *„Endotheliale Dysfunktion“* und dadurch erkranken die Venenwände und werden schwach und schlaff. Auch die Venenklappen werden beschädigt und undicht, sodass das Blut sich unten in den Beinen staut und Ödeme entstehen. Auch die Klappen der Verbindungsvenen werden undicht, sodass der höhere Druck der tiefen Venen in die oberflächlichen Venen gelangt und diese zu Varizen erweitert.

Der zentrale Venendruck oder zentralvenöse Druck (ZVD) entspricht dem Blutdruck vor dem rechten Vorhof des Herzens in der oberen Hohlvene (V. cava superior). Der Ausdruck „zentral“ bezieht sich auf den klappenlosen Raum im Zentrum des Blutkreislaufs vor oder im rechten Vorhof des Herzens. Aus der Messung des zentralen Venendrucks können diagnostische Schlüsse gezogen werden, besonders wenn man ihn kontinuierlich registriert. Man misst den zentralen Venendruck über einen zentralen Venenkatheter, dessen Spitze vor dem rechten Vorhof liegt.

Der „zentrale Venendruck“ ist dort, wo die Hohlvene in den linken Vorhof mündet. Lange Zeit betrachtete man ihn als Mass für die Blut- und Flüssigkeitsmenge, die sich im Kreislauf befindet. Dann wurde dies durch mehrere wissenschaftliche Arbeiten widerlegt. Heute betrachtet man den zentralen Venendruck als Mass für die Vorlast an Blut, welche das linke Herz befördern muss. Ist man gesund, so beträgt er zwischen 0 und 9 mmHg bzw. 0–12 cm Wassersäule.

# Die Krampfadern (Varikosis)

Die Bezeichnung „Krampfader“ stamm vom Althochdeutschen „krimpfan = krümmen“ Das Wort „Varize“ vom lateinischen Wort „Varix = Knoten“. Varizen sind knotige Erweiterungen oberflächlicher Venen und man nennt diese Krankheit „Varikosis“. Sie entstehen besonders oft in den grösseren Oberflächenvenen, der „Vena saphena magna und parva“. Entstehen sie im Anus, so sind dies „Hämorrhoiden“ und an den vom Hoden abführende Venen nennt man sie „Varikozele“. Entstehen sie im Gesicht, so erweitern sich feinste Venen zu bläulichen Geflechten. Erkranken die feinen Oberflächenvenen um die Fussgelenke und die Füsse, so nennt man sie „Besenreiser“. Offiziell anerkannte Risikofaktoren sind Übergewicht, Bewegungsmangel, die Schwangerschaft und Verletzungen an den Beinen.

## Verschiedene Arten der Varikosis

Die *„idiopathische Varikosis“* oder *„primäre Varikosis“* ist zu 95 % familiär gehäuft. Doch bedeutet das noch nicht, dass sie vererbt ist, da Familienangehörige sich in der Regel ähnlich ernähren und ähnlich leben.

Die *„sekundäre Varikosis“* entsteht durch eine andere Art Erkrankung der Venen, vor allem durch eine tiefe Beinvenenthrombose, bei welcher das Blut durch die oberflächlichen Venen abfliessen muss, durch die Verbindungsvenen hinausgedrängt wird und deren Klappen zerstört.

Nach Schätzungen der Fachgesellschaften leiden die Europäer zu 50 % an Krampfadern und weltweit 60 %. Mehr als 80 % unter ihnen haben Besenreiser und 30 % eine Stammvarikosis. Die Prävalenz steigt mit dem Alter, sodass jede dritte betagte Frau und jeder vierte ältere Mann an den Folgen von Varizen leidet.

Es gibt eine *Klassifikation der Varikosis nach Widmer und Marschall.*

Durch die Varizen entstehen Veränderungen der umliegenden Gewebe. Diese werden nach ihrem Schweregrad klassifiziert:

*Grad 1*: Keine nennenswerten Beschwerden und keine Komplikationen.

*Grad 2:* Die Patienten leiden an Empfindungsstörungen (Dysästhesien), Juckreiz, Schwere- und Spannungsgefühl, an Wadenkrämpfen und die Beine sind leicht geschwollen, aber es sind noch keine Komplikationen aufgetreten.

*Grad 3:* Die Beschwerden entsprechen denjenigen des zweiten Grads, sind aber stärker ausgeprägt und die Patienten leiden an Komplikationen: an einer Verhärtung der Haut, Pigmentierungen, Entzündungen, Ekzemen, verkümmerter Haut (Atrophie) oder die Varizen entzünden sich zu einer Varikophlebitis.

*Grad 4*: Zu den Beschwerden des dritten Grads hinzu, entsteht ein schlecht heilendes, variköses Geschwür.

*Es gibt zudem eine CEAP-Klassifikation der Varikosis:*

C0: Keine sichtbaren Zeichen einer Venenkrankheit
C1: Besenreiser und netzförmige Varizen
C2: Varikosis ohne Zeichen einer Chronischen venösen Insuffizienz
C3: Varikosis mit Ödem
C4: Varikosis mit Hautveränderungen
C4a: Varikosis mit Pigmentierungen und einem Ekzem
C4b: Varikosis mit einer Verhärtung des Fettgewebes, einer weisslichen Verkümmerung der Haut, was man „Atrophie blanche II oder Dermoliposklerose" nennt
C5: Varikosis mit Narbe eines durchgemachten Ulcus cruris
C6: Varikosis mit einem floriden Ulcus cruris
Zusätzlich zu C1 – C6 gibt man an, ob die Varikosis: A = asymptomatisch oder S = symptomatisch verläuft, und man kann bei Bedarf ursächliche, anatomische und pathophysiologische Angaben beifügen.

Über die Ursachen der idiopathischen Varikose sind sich die Wissenschaftler nicht einig. Manche halten die familiäre Disposition für entscheidend und zusätzlich die Volumenüberlastung der Venen in den Beinen. Als weitere Ursachen gelten: Wärme, Übereinanderschlagen der Beine, die Körpergrösse und das Gewicht, Schwangerschaften, mangelnde Bewegung, hohe Absätze, und viel Stehen oder Sitzen im Beruf. Die „Muskelpumpe" der Beine durch das Gehen ist entscheidend für einen guten Rückfluss des Blutes zum Herzen. Zudem ist die Gesundheit der Segelklappen in den Venen, welche den Rückfluss in die Beine und die Verbindungsvenen verhindern von entscheidender Bedeutung. Die oberflächlichen Venen liegen im Unterhautfettgewebe, das wenig Druck aufbaut, sodass bei fehlender Bewegung der Beine, z.B. durch langes Stehen oder Sitzen, viel Blut in den Beinen versackt. Dann werden die Venen gedehnt, bis die Venenklappen nicht mehr schliessen können. Dadurch staut sich das Blut auch in den oberflächlichen Venen der Beine und erweitert sie.

Krampfadern machen sich anfangs oft nur wenig bemerkbar, mit Spannungs- und Schweregefühl in den Beinen. Über grossen Krampfadern juckt die Haut oft und nachts entstehen Wadenkrämpfe. Warmes Wetter verschlimmert die Beschwerden. Später werden die Varizen stark sichtbar, verdickt, geschlängelt und verästelt. Nun staut sich Wasser in den Beinen als venöse Ödeme. Oft verändert sich die Haut pergamentartig und verfärbt sich bräunlich. Die Füsse werden anfällig für Pilze (Tinea pedis), so auch die Zehennägel (Onychomykose). Auch fortgeschrittene Krampfadern schmerzen nur selten.

An den Beinen unterscheidet man:
*Eine Stammvarikosis,* wenn die grossen, oberflächlichen Venen, die Vena saphena magna und parva befallen sind. Bei einer *Seitenastvarikosis* sind die Seitenäste der grossen Stammvenen geschädigt. Bei einer *Perforansvarikosis* sind die Verbindungsvenen zwischen dem oberflächlichen und dem tiefen Venensystem erweitert und die Venenklappen undicht geworden. Bei einer *retikulären Varikosis* sind kleine Venen, nicht dicker als 3 mm, direkt unter der Haut, geschädigt und bei einer *Besenreiser-Varikosis* sind kleinste Venen in der Haut bläulich erweitert.

## Die phlebologische Diagnostik

Als bildgebendes Verfahren erster Wahl gilt die sogenannte, nichtinvasive, farbkodierte Duplexsonografie. Diese genügt meistens für die Beurteilung vor einer Behandlung. Für Gutachten werden zudem oft hämodynamische Verfahren angewandt: eine Photoplethysmografie (PPG), eine Lichtreflexions-Rheografie

(LRR), eine Venen-Verschlussplethysmografie (VVP) und eine Phlebodynamometrie (PD). Damit eine operative Sanierung der Varikosis in Frage kommt, muss nachgewiesen sein, dass das tiefe Venensystems durchlässig und nicht wegen durchgemachten Thrombosen verengt ist.

## Komplikationen der Varikosis

Krampfadern sind nicht nur ein „Schönheitsfehler". Sie haben einen bedeutenden Krankheitswert. Ist die Krankheit fortgeschritten, kommt es zu schweren Schäden in den Beinen als Folge der Abflussstörung des Blutes und dem erhöhten peripher-venösen Druck, und zwar besonders im unteren Bereich des Unterschenkels. Nach dem sich die krankhafte Veränderung anfänglich meist nur in diskreten und unspezifischen Symptomen äusserte, wie der Anschwellung eines Beines, Schweregefühl, Juckreiz oder nächtlichen Wadenkrämpfen, entstehen mit der Zeit Vernarbungen in der Haut, der Unterhaut (Subkutis) und den Faszien, was man „Dermato-Lipo-Fascio-Sklerose" nennt, und es entsteht eine „Stauungsdermatitis". Dies ist eine Entzündung der oberflächlichen Venen und ihrer Umgebung, und darin gerinnt das Blut, sodass eine „Thrombophlebitis", bis hin zu einem venösen Geschwür des Unterschenkels, einem „Ulcus cruris varicosum" entsteht. Dieses „offene Bein", wie man sagt, ist sehr schwierig abzuheilen, da es in den Geweben an Nährstoffen und Sauerstoff fehlt. In dieser Situation ist die Gefahr einer Thrombose und Lungenembolie relativ gering.

## Die offizielle Therapie der Varikosis

Im 15. Jahrhundert wurde bereits eine Krampfader-Exzision mittels Spatel und Haken beschrieben. Im Jahr 1891 beschrieb Friedrich Trendelenburg in Bonn eine Technik zur vollständigen Exzision der Vena Saphena magna. Später wurden Krampfadern entfernt, indem man, nach der Methode nach „Rindfleisch und Friedel", durch einen Spiralschnitt das ganze Bein öffnete. Ab der Mitte der 1940er-Jahre setzte sich schliesslich das sogenannte *„Venenstripping"* durch, wobei man von Zugängen an verschiedene Stellen die Vene herausriss. Heute wird dieses Herausreissen der erkrankten Stammvene in Deutschland mittels eingebrachter Sonde nach „William Wayne Babcock" und einer sogenannte „Crossektomie" nur noch selten durchgeführt, nur noch für den Fall, dass die weniger invasiven Verfahren misslingen. Die *Laserablation* oder die *Radiofrequenzablation* sind sogenannte *endovenös-thermische Verfahren.* Zu den „Nicht thermische endovenösen Verfahren" zählt die *Verklebung der varikösen Vene mit Cyanoacrylat* und die sogenannte *„mechanochemische Ablation".* Diese Verödungstherapien werden für die Behandlung aller Arten von Krampfadern empfohlen, sogar bei Besenreisvarizen, nicht jedoch bei einer Stammvarikosis. Die *endovenöse Behandlung einer Stammvarikosis* kann auch mit einer *Sklerotherapie der Seitenäste* kombiniert werden. Weltweit haben heute die minimal-invasiven endovenösen Verfahren das Stripping weitgehend abgelöst.

Bei der *operativen Babcock-Methode* entfernt man die Krampfadern in Narkose oder in Spinalanästhesie. Dabei wird das Gewebe des Beins sehr stark beschädigt, sodass man fortan Kompressionsstrümpfe tragen muss. Bei der *endovenösen Lasertherapie* oder der *endovenösen Radiofrequenztherapie* mit einer hohen Temperatur von 120 °C, wird das Endothel der Venen thermisch zerstört, sodass die Vene sich dauerhaft verschliesst. Dazu ist meistens eine Narkose notwendig. Danach muss man ebenfalls Kompressionsstrümpfe tragen. Bei der *mechanochemischen Ablation* wird ein rotierender Katheter eingeführt, welche die Venenwand zerstört, kombiniert mit einer chemischen Sklerosierung der Vene. Dies geschieht ebenfalls in Narkose und man muss danach für immer Kompressionstrümpfe tragen. Die Behandlung der Krampfadern mit dem *Venenkleber aus N-Butyl-2-Cyanoacrylat,* kann ohne Narkose durchgeführt werden. Dieses nicht-thermische Verfahren bewirkt ebenfalls, dass die Vene sich dauerhaft verschliesst. Das N-Butyl-2-Cyanoacrylat wird vollständig resorbiert und eine Kompressionsbehandlung ist nicht notwendig. Die sogenannte *CHIVA-Methode* ist weniger verbreitet. Dabei bindet man die kranke Vene gezielt an einzelnen Stellen ab, sodass kein Blut mehr darin fliessen kann. Dadurch können sich Krampfadern innerhalb einiger Wochen zurückbilden. Der Phlebologe ist nach dem Patientenrechtegesetz verpflichtet, vor einem Eingriff über all diese Verfahren aufzuklären. Egal welches Verfahren man wählt, können oberflächliche Venen in der Regel entfernt werden, da das oberflächliche Venensystem nur 5–10 % der gesamten Blutmenge befördert und das tiefe Venensystem seinen Durchfluss erhöhen kann, doch entsteht ein Umgehungskreislauf in verbleibenden oberflächlichen Venen, sodass diese neue Varizen bilden können.

# Entzündungen der Venen (Phlebitis)

Die Bezeichnung „Phlebitis“ kommt vom Altgriechischen ἡ φλέψ hē phléps und bedeutet „die Ader“. Die Endung „itis“ bedeutet „Entzündung“. Entzünden sich alle Venen, so nennt man dies eine *„Panphlebitis“*, und wenn sich die Gewebe um eine Vene herum entzünden, nennt man dies eine *„Periphlebitis“*. An den Beinen können sich Varizen bei ungesunder Ernährung leicht entzünden und an den Armen durch eine unsachgemäss durchgeführte Infusionstherapie oder eine Injektion toxischer Medikamente, wie Zytostatika. Sonderformen der Phlebitis sind selten. Entzündungen der oberflächlichen Venen sind als schmerzhafte, hochrote und überwärmte Stränge sicht- und fühlbar. Oft sind auch die Gewebe drumherum geschwollen. Da bei einer Phlebitis häufig eine Thrombose entsteht, muss bei jeder Phlebitis sofort ein Arzt zu Rate gezogen werden. Eine gefürchtete Spätkomplikation ist das venöse Beingeschwür, das Ulcus cruris. Diese akuten Entzündungen der oberflächlichen Venen nennt man *„Thrombophlebitis“*, und man unterscheidet diese von einer *„Phlebothrombose“*, einer Blutgerinnung in den tiefen Venen.

Die genaue Ursache der Thrombophlebitis ist nicht immer klar. Entsteht sie an der Stelle eines Venenkatheters, nimmt man an, dass Bakterien eingedrungen sind, oder dass die Vene chemisch oder mechanisch gereizt wurde. Auch vermutet man, dass Venenentzündungen durch Entzündungsmediatoren aus Blutgerinnseln verursacht werden können. Allerdings spricht dagegen, dass bei einer Thrombose tiefer Venen viel seltener eine Entzündung entsteht als bei einer Thrombose in einer oberflächlichen Vene. Bei Varizen sind nicht selten gewisse Abschnitte der Vene durch einen Thrombus verschlossen, ohne dass die Vene entzündet ist.

Als Risiko für eine Thrombophlebitis gelten chronische Schäden der Venenwand zum Beispiel durch Varizen sowie entzündliche und systemische Erkrankungen, wie zum Beispiel Krebs oder eine Thrombangiitis obliterans. Dies ist eine rezidivierende Entzündung und Thrombose durch das Rauchen. Weitere Ursachen sind Gerinnungsstörungen und das hohe Lebensalter. Verletzt man die Venenwand von aussen, zum Beispiel durch eine Venenpunktion, so kann eine Thrombophlebitis entstehen. Eine anfangs nicht entzündete Thrombose kann sich allmählich entzünden. Dabei ist die Vene durch den Thrombus vollständig verschlossen. Bei der Thrombophlebitis entzündet sich nicht nur die Vene, sondern auch das Bindegewebe drumherum. Der entzündete Bereich ist gerötet, etwas geschwollen und die Vene wird zu einem harten, schmerzhaften Strang. Man kann die Diagnose einer Thrombophlebitis klinisch leicht stellen. Doch kann man dabei nicht erkennen, wie weit die Entzündung und der Thrombus nach oben reicht und ob er bis in die Hohlvene eingedrungen ist. Darum muss man dies mit einer Ultraschalluntersuchung feststellen, um ausschliessen zu können, dass zusätzlich in einer tiefen Vene ein Thrombus entstanden ist.

# Die allgemein übliche Therapie der Thrombophlebitis

Die allgemein übliche Therapie der Thrombophlebitis besteht darin, den entzündeten Bereich zu kühlen: mit Quarkwickeln, Eiswürfelpackungen oder Alkoholumschlägen. Dazu werden Schmerzmittel, gegeben. Ist die Thrombophlebitis ausgedehnt oder verläuft sie sehr langwierig, so wird subkutan Heparin gespritzt. Ab und zu wird eine Stichinzision in die Vene gemacht und das Gerinnsel ausgedrückt oder man entfernt die ganze thrombosierte Vene chirurgisch. Soweit es die Schwellung und die Schmerzen erlauben, sollten die Patienten sich bewegen. In der Regel wird das kranke Bein mit Kurzzugbinden oder durch einen Kompressionsstrumpf komprimiert, was allerdings anfangs, wenn die Schmerzen noch stark sind, oft nicht möglich ist. Ob Rheumasalben, Heparinverbände, Antibiotika oder Cortison wirksam wären, ist bis heute nicht untersucht worden.

# Die tiefe Beinvenenthrombose

Wird der Blutfluss in den tiefen Beinvenen durch einen Thrombus behindert, so entsteht eine sogenannte *„sekundäre Varikose“*. Oft entsteht die Thrombose in der Kniekehle, der Vena poplitea, und besonders während einer langen Flugreise oder einem orthopädischen Eingriff an der Hüfte oder am Knie. Bei einer tiefen Beinvenenthrombose ist das Bein, in welchem der Thrombus sitzt, in der Regel geschwollen, gerötet, überwärmt, ist schmerzhaft und man empfindet es als schwer und innerlich angespannt. Die Oberflächenvenen sind angeschwollen, da der ganze Rückfluss des Blutes durch sie gehen muss. Doch kommt es auch vor, dass eine tiefe Venenthrombose symptomlos verläuft, sodass die Gefahr einer Lungenembolie besteht, da man die Thrombose nicht rechtzeitig bemerkt hat.

# Die Lungenembolie

Eine tiefe Venenthrombose ist lebensgefährlich, denn ein Teil des Thrombus kann sich jederzeit lösen und durch das Herz hindurch in eine oder mehrere Lungenarterien geschleudert werden. Wie stark die Symptome der Lungenembolie sind, hängt von der Anzahl der abgegangenen Gerinnsel ab und von der Anzahl und Grösse der Lungengefässe, die verstopft wurden. Ist die Thrombuslast klein und nur ein kleines Areal der Lunge betroffen, so entsteht oft nur eine anstrengungsabhängige Atemnot bei milden, unspezifischen Beschwerden, sodass die Gefahr besteht, dass man die Embolie nicht sofort bemerkt. Doch danach lösen sich immer wieder Teile des Thrombus und gelangen in die Lunge. Sind mehrere Lungengefässe und auch grosse durch Embolien verschlossen, so entsteht akute Atemnot, auch in Ruhe. Diese Situation ist lebensgefährlich, denn ein Teil der Lunge erhält weder Sauerstoff noch Nährstoffe. Da muss unverzüglich eine Noteinweisung durch den Rettungsdienst geschehen. Die Beschwerden einer Lungenembolie sind nicht spezifisch. Sie können auch durch andere Krankheiten verursacht werden.

## Die Alarmzeichen einer Lungenembolie

Alarmierend ist die Atemnot, wenn sie zunimmt, zuerst nur bei Belastung, dann auch in Ruhe oder eine plötzliche Luft- und Atemnot in Ruhe, eine beschleunigte Atmung, Herzrasen, atemabhängige Brustschmerzen oder atemunabhängige Schmerzen in der Lunge, Husten, blutiger Auswurf, Schweissausbrüche, Blutdruckabfall, Kreislaufschwäche, Schwindel, Benommenheit, Todesangst, Kreislaufschock bis hin zur Ohnmacht.

**Für die Embolie gibt es drei Risikofaktoren**

- Ein verlangsamter Blutfluss in den Venen durch Bewegungsmangel, langes Sitzen, längere Flug- oder Autoreisen, Bettlägerigkeit, eine Operation, ein Unterschenkelgips oder eine schwere Krankheit.

- Eine erhöhte Gerinnbarkeit des Blutes, Gerinnungsstörungen, Tumorleiden, entzündliche Krankheiten und hormonelle Empfängnisverhütungsmittel.

- Verletzungen, Entzündungen oder andere Schäden an der innersten Schicht der Venenwand, dem Endothel.

Ein *hohes Thromboserisiko* besteht bei grösseren oder länger dauernden Operationen, nach bereits durchgemachter Thrombose oder Lungenembolie.

Ein *mittleres Thromboserisiko* besteht bei hormoneller Empfängnisverhütung oder einer Hormontherapie in der Menopause, bei einem Gipsverband, der die Beweglichkeit des Sprunggelenks behindert, bei mittelgrossen Operationen, nach durchgemachtem Herzinfarkt, bei chronischer Herzschwäche, bei chronischen Lungenkrankheiten wie Asthma und Lungenemphysem (COPD).

Ein *relativ niedriges Thromboserisiko* besteht bei mehr als drei Tagen Bettruhe, in der Schwangerschaft, im Wochenbett und bei stark ausgeprägten Krampfadern.

Leidet jemand an Atemnot im Ruhezustand, eventuell verbunden mit Schwächegefühl oder Schmerzen in der Brust, so ist dies immer ein akuter Notfall, bei dem man sofort den Rettungsdienst verständigen muss! Im Spital angekommen wird der Patient auf der Intensivpflegestation überwacht und mit niedermolekularem Heparin, Vitamin-K-Antagonisten und oralen Antikoagulantien behandelt.

# Das venöse Beingeschwür (Ulcus cruris)

Lateinisch bedeutet „Ulcus" „Geschwür" und „Crus" „Unterschenkel". Ein Geschwür entsteht, wenn durch Krampfadern die Ernährung und Sauerstoffversorgung der Gewebe ungenügend wird. Dabei entsteht eine offene, infizierte Wunde, die nur schwer und über lange Zeit abgeheilt werden kann. Allgemein spricht man von einem *„offenen Bein"*. Dieses entsteht meist bei älteren Menschen mit mehreren Grundkrankheiten. Heilt es nicht innert 3 Monaten ab, so betrachtet man es als therapieresistent und unheilbar. Frauen leiden häufiger daran als Männer. Vor dem 40. Lebensjahr gibt es dies kaum. Ab dem 80. Lebensjahr nimmt die Häufigkeit zu. 3 % der betagten Menschen leiden daran. Rund 85 % der Unterschenkelgeschwüre entstehen wegen Krampfadern, sind also venös bedingt und etwa 10 % entstehen wegen einer Durchblutungsstörung durch eine arterielle Verschlusskrankheit wegen Arteriosklerose.

## Die Ursachen der Beingeschwüre

Sie entstehen immer durch eine verminderte Wundheilung wegen Mangel an Sauerstoff und Nährstoffen in den Geweben, da diese zu wenig durchblutet werden. Oft löst eine kleinste Verletzung ein Ulcus aus. Da die Unterhautgewebe offen liegen und die schützende Haut darüber fehlt, ist jedes Ulcus bakteriell besiedelt und ist die Umgebung entzündet. Als Ursache unterscheidet man nicht entzündliche Gefässerkrankungen wie die Arteriosklerose und die venöse Insuffizienz und Varikosis sowie Lymphabflussstörungen (Lymphödem). Hinzu kommen entzündlichen Ursachen durch autoimmune Gefässentzündungen, sogenannte Vaskulitiden. Weitere Ursachen sind Störungen der Mikrozirkulation durch Stoffwechselschäden bei diabetischer Mikroangiopathie, Amyloidose oder Gicht sowie selten eine angeborene Krankheit oder eine geschädigte Innervierung der Beine durch eine Neuropathie. Ist das Immunsystem sehr geschwächt, so können auch Pilze, Bakterien Protozoen oder Viren ein Ulcus verursachen.

Bei den häufigen Ursachen fügt man dem Namen Ulcus auch die Bezeichnung der Ursache hinzu: Ulcus cruris venosum, Ulcus cruris varicosum, Ulcus postthromboticum, Ulcus cruris arteriosum, Ulcus cruris traumaticum, Ulcus cruris infectiosum oder Ulcus cruris neoplasticum, wenn es durch eine Krebsgeschwulst verursacht ist. Als Nebenursachen verschlechtern ungeeignete Salben, ein zu niedriger Albuminspiegel, ein Mangel an Eisen, Folsäure, Selen, Vitamin C und Zink, den Verlauf negativ. Die Veneninsuffizienz ist mit etwa 70 % die häufigste Ursache eines Beingeschwürs. Auch ist eine gemischte arterielle und venöse Ursache nicht selten.

## Die offizielle Therapie des Ulcus cruris

Das „offene Bein", das Ulcus cruris am Unterschenkel, ist eine Crux der allgemeinen Medizin. Venöse Geschwüre können einseitig oder an beiden Beinen entstehen. Sie bedeuten für die Patienten grosses Leid. Meistens entstehen solche

Geschwüre bei älteren Menschen mit mehreren Grundkrankheiten. Man reinigt sie regelmässig und desinfiziert sie. Und empfiehlt eine Kompressionsbehandlung mit Bandagen oder Kompressionsstrümpfen. Dies bekämpft die Schwellung und Überwässerung des geschädigten Gewebes der Haut und unterstützt den venösen Rückfluss des Blutes von den Beinen zum Herzen. Dadurch wird die Wunde besser mit Sauerstoff versorgt. Gleichzeitig werden die Krampfadern verödet oder chirurgisch entfernt. Gelingt die Heilung nicht, so wird oft eine Hauttransplantation vorgeschlagen. Dies ist aus chirurgischer Sicht nicht schwierig und kann in Lokalanästhesie durchgeführt werden. Die Haut für die Transplantation wird am Oberschenkel des kranken Beins entnommen. Auch versucht man immer mehr mit künstlichen Membranen biologischer Herkunft die Wunde abzudecken. Heilt das Geschwür trotz optimaler Therapie nicht innerhalb dreier Monate aus, wird es als „therapieresistent“ betrachtet.

# Der Einfluss der Ernährung auf die venöse Insuffizienz

Dass Übergewicht und Adipositas eine wichtige Ursache sind, ist allgemein anerkannt[3,4,5,6,7,8,9,10]. Bei adipösen Menschen entsteht wesentlich häufiger eine tiefe Beinvenenthrombose oder eine Thrombophlebitis im oberflächlichen Venensystem. Man hat festgestellt, dass bei übergewichtigen Menschen die Venenklappen im Laufe jedes Tags versagen, sodass Varizen entstehen[11].

Die Häufigkeit der chronischen Venenleiden hat in den letzten Jahrzehnten im Gleichschritt mit der Adipositas und dem Diabetes mellitus zugenommen. Patienten mit chronischer Venenerkrankung leiden doppelt so häufig auch an Diabetes als die Allgemeinbevölkerung. Doch wird dies bei Diabetikern oft übersehen. Durch die Ernährungs- und Lebensweise der Menschen entsteht nicht nur eine Resistenz auf Insulin und das Fettgewebshormon Leptin, sodass diese Hormone den Appetit, den Energiehaushalt und das Körpergewicht nicht mehr regulieren können, sondern auch eine Schädigung der innersten Schicht der Venen, des Endothels, sodass dieses den Aufbau und die Muskelspannung in den Venen nicht mehr regulieren kann und sich die Venen entzünden. Beide Krankheiten, der Diabetes und die chronischen Venenleiden, werden durch eine vermehrte Produktion von Entzündungsmediatoren, wie Adhäsionsmoleküle, Chemokine und Zytokine beeinflusst[12].

Epidemiologische Studien zeigten, dass die chronischen Venenleiden mit Bluthochdruck, kardiovaskulären Krankheiten, Übergewicht und Rauchen assoziiert sind[13].

Die chronischen Venenleiden entstehen durch eine Veränderung der Mikrozirkulation in den Kapillaren der Venenwände und Venenklappen. Dabei sind die Kapillaren erweitert, verlängert und gewunden und ihr Endothel ist verletzt, sodass dessen Oberfläche, über welche das Blut zirkuliert, undicht wird. Dann sind die Räume zwischen den einzelnen Endothelzellen erweitert, sodass Substanzen aus dem Blut in diese und in die Zwischenzellsubstanz der Venenwände eindringen können. Dadurch schwellen die Venenwände an und werden undicht. Auch können ganze und Fragmente roter Blutkörperchen in diese hineingelangen und tritt aus diesen Hämoglobin aus. Dieses wird in unlösliches Hämosiderin umgewandelt, welches die braune Pigmentierung im Bereich geschädigter Venen verursacht.

In den Kapillaren der Venenwände entstehen Mikrothrombosen, Mikroinfarkte und ein Zelluntergang (Mikronekrose). In den Bereichen der Haut, in denen diese Mikroangiopathie ausgeprägt ist, ist die Anzahl der die Venenwand und das umliegende Gewebe ernährenden Kapillaren vermindert, sodass es an Sauerstoff und Nährstoffen mangelt, denn die Durchblutung der tieferen Hautschichten trägt nicht zur Ernährung der oberflächlichen Hautschichten bei. Dieser Mangel an Nährstoffen und Sauerstoff entsteht fleckenweise und ist der Hauptgrund für das Entstehen venöser Ulcera. Dem Prozess des Mikroinfarkts und des Zelluntergangs folgt die Bildung von wildem Fleisch (Granulationsgewebes) und eine Wucherung von Kapillaren und Fibroblasten, sodass sich immer mehr Narbengewebe bildet, welches das mikrolymphatische Netzwerk zerstört. Klinisch entsteht dadurch eine fettige Vernarbung, die man „Lipodermatosklerose" nennt, bis hin zur Ulzeration, wenn die narbige Heilung den Schaden nicht mehr reparieren kann[14,15,16,17,18,19].

Bei Menschen mit chronischen Venenleiden ist der Homocysteinspiegel im Blut und dessen Konzentration in den Geweben erhöht. Dies weist auf die zentrale Bedeutung von oxidativem Stress hin. Bei oxidativem Stress wird Homocystein im Blutplasma oxidiert. Dabei entstehen reaktive Sauerstoffspezies, sogenannte „Reactive Oxygen Species" (R.O.S.) und freie Radikale. Diese oxidieren die empfindlichen Lipide der Zellmembranen, welche mehrfach ungesättigte Fettsäuren enthalten, und die Fresszellen (Makrophagen) des Immunsystems können diese nicht abbauen. Homocystein ist ein Zwischenprodukt des Aminosäurestoffwechsels und entsteht beim Umbau der Aminosäure Methionin zu Cystein. Störungen dieses Stoffwechselwegs sind nur ganz selten durch eine autosomal-rezessiv vererbte Krankheit Namens „Homocystinurie" verursacht. Jedoch entsteht sie bei 5–10 % der Bevölkerung durch oxidativen Stress, durch eine massive Überladung des Stoffwechsels durch die allgemein verbreitete Fehlernährung mit viel Fleisch, Käse, Milchprodukten, Zucker, Weissmehlspeisen, Kochsalz, industriell verkünstelten Nahrungsmitteln, Kaffee und Alkohol. Die Menschen, die sich so ernähren, haben einen erhöhter Homocysteinspiegel als Zeichen von oxidativem Stress. Viele Studien haben darauf hingewiesen, dass ein erhöhtes Homocystein ein Risikofaktor für degenerative Krankheiten ist, für die Atherosklerose und chronisch degenerative Venenleiden, Thrombose, und Krampfadern bei chronisch-venöser Insuffizienz. Eine häufige Ursache eines erhöhten Homocysteinspiegels ist ein Mangel an Folsäure, Vitamine B2, B6 und B12, da die meisten Menschen sich einseitig und nicht mit laktovegetabiler Vollwertkost ernähren[20,21,22,23,24,25,26]. Oxidativer Stress ist eine der zentralen Ursachen von Krebs. Krebspatienten leiden dann auch zusätzlich wesentlich häufiger an chronischen Venenleiden[27]. Auch die allgemein verbreitete Fettstoffwechselstörung durch die beschriebene Fehlernährung ist mit chronischen Venenleiden assoziiert[28].

Diese wissenschaftlichen Untersuchungen bestätigen unsere jahrzehntelange Erfahrung, dass die Varikosis durch dieselbe Fehlernährung und dieselben Stoffwechselschäden entsteht, wie die Arteriosklerose. Durch die allgemein verbreitete Fehlernährung mit viel Fleisch, Milchprodukten, tierischem Fett, Salz, Zucker, Weissmehlspeisen, industriell verkünstelten Nahrungsmitteln, Kaffee und Alkohol dringen Abbauprodukte, welche der Stoffwechsel nicht bewältigen und ausscheiden kann, in die feinen Strukturen der Venenwände hinein und schädigen sie. Besonders empfindlich sind die Venenklappen. Sie werden undicht, sodass das Blut nicht mehr korrekt zum Herzen transportiert werden kann und der höhere Venendruck aus den tiefen Venen in die Oberflächenvenen eindringt. Dadurch werden deren Venenwände, die bereits geschädigt sind, schlaff, und es entstehen Varizen. Dass hoher Blutzuckerspiegel und hoher Kochsalzspiegel nach den Mahlzeiten die innerste Schicht, das Endothel, der Venen schädigen ist wissenschaftlich anerkannt, auch wenn dies mehr bezüglich der Folgen für die Arterien und den Bluthochdruck beachtet wurde. Wie wir gesehen haben, produzieren die Zellen des Endothels Substanzen, welche den ganzen Aufbau der Venenwände und die Spannung ihrer Muskelschichten regulieren. Durch die Fehlernährung entsteht eine endotheliale Dysfunktion, sodass die Endothelzellen dies nicht mehr gewährleisten können, die Venenwände degenerieren und schlaff werden. Wir haben in diesen vielen Jahrzehnten bei denjenigen Patienten, die sich mit vegetabiler, annähernd veganer Vollwertkost mit hohem Rohkostanteil ernährten, keine Varizen und keine Thrombosen gesehen und bei denjenigen, die bei der Umstellung auf diese Kost bereits den Beginn einer Varikosis hatten, hat sich diese in den folgenden Jahren vollständig zurückgebildet.

# Die Ernährung und das Ulcus cruris

Venöse Beinulzera ist die meistverbreitete Art von Geschwüren an den Beinen. Eine Forschergruppe hat alle medizinisch-wissenschaftlichen Datenbanken, wie Ovid, Medline, Embase, Cochrane, Cinahl und Scopus, nach Arbeiten um Einfluss der Ernährung durchsucht, die zwischen dem Jahr 2004 und 2017 veröffentlicht wurden, und hat deren wissenschaftliche Qualität nach den Richtlinien des Joanna Briggs Instituts bewertet. Zwanzig Studien erfüllten die Kriterien. Alle Teilnehmer hatten entweder geheilte oder noch aktive venöse Geschwüre. Die Mehrheit der Patienten war übergewichtig bis adipös. Je höher ihr Body-Mass-Index war, desto mehr verzögerte sich die Wundheilung. Bei Patienten mit hohen Spiegeln von Vitamine D und Folsäure sowie einem hohen Gehalt an Flavonoiden aus Obst und Gemüse in der Nahrung, heilten die Geschwüre wesentlich besser. Bei manchen Patienten mangelte die Nahrung an Omega-3-Fettsäuren, Vitamin C und Zink[29].

Eine andere Forschergruppe untersuchte 36 Studien mit insgesamt 2339 Patienten zur Wirkung von oralen oder intravenösen Nahrungsergänzungsmitteln oder einer äusserlichen Anwendung von Vitaminen und Mineralstoffen für die Behandlung verschiedener Arten schlecht heilender Wunden. Bei Brandwunden war die Gabe der Vitamine A, B1, B6, B12, D und E sowie Kalzium, Kupfer, Magnesium, Selen und Zink wirksam, bei Druckgeschwüren wirkte die Gabe von Vitamin C und Zink, bei diabetischen Geschwüren die Gabe der Vitamine A, D, E und Folsäure und bei venösen Geschwüren die Gabe von Zink. Gegen fleischig verdickte Narbenkeloide war Vitamin E wirksam[30]. In einer anderen Studie verbesserte ein vitamin- und proteinreiches Getränk mit Arginin und Zink, das während eines Jahres eingenommen wurde, das Ausheilen venöser Geschwüre bedeutend[31]. An einer weiteren Studie nahmen 25 im rund 60-jährigen Patienten mit 1 oder mehreren venösen Geschwüren teil. Bei 84 % unter ihnen wurde ein mittleres bis hohes Ernährungsrisiko festgestellt. Mehr als 50 % der Personen waren fettleibig. Unter den 25 Personen hatten 17 einen oder mehrere pathologische Laborbefunde durch eine falsche Ernährung. Bei 65 % der Patienten mangelte die Ernährung an Zink. Bei den Frauen dieser Stichprobe heilten die Ulcera besser als bei den Männern[32].

Eine Übersichtsarbeit untersuchte siebenundzwanzig Studien zu den Risikofaktoren für eine schlechten Heilung venöser Beingeschwüre. Schlecht heilten grossflächige Ulcera älterer Menschen, die schon lange offen waren und bei Menschen, die vorher bereits Ulcera gehabt hatten, die Kompressionsbehandlung nicht konsequent durchführten, sich wenig bewegten oder bei denen die Beweglichkeit der Sprunggelenke vermindert war sowie bei denen, die sich schlecht ernährten[33].

Bei einer Studie mit 33 Teilnehmern mit venösen Beingeschwüren untersuchte man die sozioökonomischen Daten, anthropometrische und biochemische Parameter und die Ernährung. Das mittlere Alter war 58 ± 13 Jahre. 84,8 % der Teilnehmer waren übergewichtig. Die Wundheilung dauerte im Mittel 10 Monate bei einer durchschnittlichen Wundfläche von 5 cm. Die Diäten wurden als proteinarm beurteilt, mit Mangel an Vitamin A und Magnesium. Je mehr Lipide mit mehrfach ungesättigten Fettsäuren ihre Ernährung enthielt, desto rascher heilten die Geschwüre aus. Die Autoren wiesen darauf hin, dass Übergewicht eine systemische Entzündung verursacht und dass man die Wundheilung mit mehr Eiweiss und Mikronährstoffen in der Nahrung unterstützen kann. Je reicher die Nahrung an gesättigten, tierischen Fetten war, desto grösser war die Wundfläche, im Gegensatz dazu, dass Pflanzenöle mit mehrfach ungesättigten Fettsäuren eine raschere Wundheilung bewirken[34]. Eine mediterrane Diät mit viel Obst, Gemüse und etwas Fisch und Trinken von mehr als 1 Liter pro Tag, verbesserte die Wundheilung ebenfalls[35].

In einer weiteren Untersuchung mit 35 Patienten mit Unterschenkelgeschwüren waren 2/3 übergewichtig. Die Ernährung wurde bei fast jedem zweiten Patienten als energetisch ungenügend beurteilt, mit Mangel an Eiweiss, Zink, Ballaststoffen, Vitamin D, Vitamin E, Vitamin K, Folsäure, Kalzium, Magnesium und Kalium. Durch ein Nahrungsergänzungsmittel konnten diese Mängel für fast alle Nährstoffe behoben werden, ausser der Mangel an Ballaststoffen, Vitamin K und Kalium. Das Ausmass der Geschwüre entsprach dem Mangel an den Vitaminen A, K, Magnesium und Eiweiss in der Nahrung[36].

Wieder andere Wissenschaftler empfehlen dringend, dass man die Patienten dazu bringen müsse, mit dem Rauchen aufzuhören, Stress zu reduzieren, ein ideales Körpergewicht zu erreichen, tierische Fette in der Ernährung zu reduzieren, zugrunde liegende Krankheiten in Schach zu halten und die sitzende Lebensweise der Patienten zu vermeiden[37]. Bei übergewichtigen Menschen entsprach der Mangel an Vitalstoffen dem Ausmass der chronischen Unterschenkelgeschwüre. Ein Mangel an Vitamin A und C war mit dem Schweregrad der Beingeschwüre assoziiert[38]. Mehrere randomisierte Doppelblindstudien wiesen nach, dass ein Zusatz von Omega-3-Fettsäuren zur Ernährung bei Patienten mit Varikosis das Risiko von Unterschenkelgeschwüren deutlich reduziere[39,40,41,42].

All diese Studien zeigen, dass die Risikofaktoren der Unterschenkelgeschwüre, soweit dies untersucht wurde, denjenigen der arteriellen kardiovaskulären Krankheiten entsprechen. Sie entsprechen unserer jahrzehntelangen Erfahrung, dass man chronische Venenleiden und Beingeschwüre durch eine annähernd vegane Vollwerternährung mit hohem Anteil an lebendigen, pflanzlichen Nahrungsmitteln vermeiden und durch eine vegane Heildiät aus veganer Rohkostdiät über mehrere Wochen heilen kann.

# Mittel der Naturheilkunde für die Heilung chronischer Unterschenkelgeschwüre

Das Interesse an alternativen Möglichkeiten zur Vorbeugung, Behandlung zum Erreichen eines Stillstands von Venenerkrankungen ist in letzter Zeit grösser geworden. Verschiedene Studien haben gezeigt, dass viele pflanzliche Arzneien wirksam sind und die aktuelle Forschung ist daran, unser Verständnis für diese natürlichen Behandlungen zu vertiefen. Dennoch muss man bedenken, dass auch pflanzliche Arzneien die Ursache nicht beheben und Nebenwirkungen haben können. Man muss sie sehr sorgfältig dosieren und die Wirkung und Nebenwirkungen beachten.

### Bienenhonig

Nachdem man das Geschwür mit physiologischer Kochsalzlösung und einer sterilen Gase sorgsam gereinigt und desinfiziert hat, kann man es vorsichtig mit *Bienenhonig* bestreichen.

Dass dies die Wundheilung fördert, ist wissenschaftlich nachgewiesen[43,44].

### β-Aescin

Aescin ist eine Mischung von Triterpen-Saponinen, die aus Rosskastaniensamen (Aesculus hippocastanum L.) gewonnen wird. Mehrere randomisierte, kontrollierte Studien haben die Wirksamkeit von β-Aescin zur Behandlung der chronisch venösen Insuffizienz nachgewiesen. Bisher ist klinisch eine antiödematöse, entzündungshemmende und die Gefässspannung der Venen verstärkende Wirkung von β-Aescin am besten nachgewiesen. β-Aescin induziert in den Endothelzellen der Venenwände die Cholesterinsynthese. Diese bewirkt eine deutliche Abnahme der Integrität des Aktin-Zytoskeletts. Dieses ist ein aus Proteinen aufgebautes Netzwerk im Cytoplasma der Zellen. Dadurch ändern sich die Endothelzellen in der Weise, dass sie wesentlich weniger auf den Entzündungsmediator Tumor-Nekrosefaktor TNF-α reagieren, welcher Entzündungen anfacht. Zudem reduziert β-Aescin bei venöser Insuffizienz die Permeabilität der Endothelzellschicht der Venenwände, sodass diese besser abgedichtet werden[45].

### Französischer Pinienrindenextrakt (Pycnogenol)

Dies ist eine pflanzliche Arznei mit breitem Wirkungsspektrum. Mehrfach wurde darauf hingewiesen, dass Pinienrindenextrakt gegen chronisch venöse Venenleiden wirksam sei. Er enthält vor allem Procyanidine und Polyphenole. Diese beiden sekundären Pflanzenstoffe (Phytochemicals) wirken stark antioxidativ. Der Extrakt aus der Pinienrinde enthält eine Palette mehrerer Procyanidine, vom monomeren Catechin und Taxifolin bis hin zu Oligomeren mit 7 oder mehr Flavonoid-Untereinheiten. Monomere sind kleine, sehr reaktionsfähige Moleküle. Die Phenolsäuren sind Derivate von Benzoe- und Zimtsäuren. Die Ferulasäure und das Taxifolin dieses Extrakts werden schnell resorbiert und als Glucuronide oder Sulfate ausgeschieden, während Procyanidine nur langsam resorbiert, zu Valerolactonen metabolisiert und als Glucuronide ausgeschieden werden. Klinische Studien weisen darauf hin, dass dieser Extrakt gegen die chronisch venöse Insuffizienz, wie auch gegen retinale Mikroblutungen wirksam ist. Er schützt vor oxidativem Stress, indem er die Synthese antioxidativer Enzyme in den Zellen verdoppelt und als potenter Radikalfänger wirkt. Oral gegeben, ist er jedoch leicht toxisch, sodass er sehr sorgfältig dosiert werden muss, und bei wenigen Patienten entstehen bei der Einnahme des Extrakts leichte unerwünschte Wirkungen. In Labor- und Tierversuchen wurde auch eine entzündungshemmende Wirkung nachgewiesen. Dieser Rindenextrakt erhöht die Aktivität des Enzyms „Stickoxidsynthase" in den Endothelzellen, sodass mehr Stickoxid entsteht, das die Gefässe erweitert und die Durchblutung fördert. Zudem vermindert er die Aggregation der Blutplättchen (Thrombozyten) sowie die Bildung von Thromboxan, sodass die Gefahr von Blutgerinnseln und einer Thrombose vermindert wird und die Versorgung der Gewebe mit Nährstoffen und mit Sauerstoff verbessert wird[46].

**Rutin**

Rutin ist ein sekundärer Pflanzenstoff, der in mehreren Pflanzen vorkommt. Die Anwendung gegen die Symptome der Venenerkrankungen ist weitverbreitet. Rutin ist ein Flavonoid, das in Beeren, Schalen einiger Zitrusfrüchte, Buchweizen und Spargeln vorkommt. Mehrere Studien haben nachgewiesen, dass Rutin Krampfadern, venöse Insuffizienz und venöse Geschwüre positiv beeinflusst. Es verbessert die Durchblutung der Gewebe, stärkt die Kapillaren, wirkt entzündungshemmend und vermindert venöse Ödeme. Bei kurzzeitiger Anwendung gilt es als sicher. Bei längerer Anwendung ist die Begleitung eines Arztes wichtig.

**Gotu Kola**

Gotu Kola wird auch Centella asiatica genannt und ist eine in Asien beheimatete Hängepflanze. Zu den vielfältigen Anwendungen hinzu, wird es zur Behandlung der venösen Insuffizienz und zur Wundheilung verwendet. Gotu Kola stimuliert die Produktion von Kollagen in den Blutgefässen. Mehrere klinische Studien belegten die Wirkung. Gotu Kola wirkt abschwellend und verbessert die Gefässspannung der Venen. Doch sind weitere wissenschaftliche Studien notwendig. Gotu Kola ist als Nahrungsergänzungsmittel und für die äusserliche Anwendung erhältlich.

**Das rote Weinblatt**

Die Wirkung des Extrakts aus roten Weinblättern (Folia vitis viniferae) zur Behandlung der venösen Insuffizienz wurde durch mehrere wissenschaftliche Arbeiten belegt. Er enthält Antioxidantien, welche die Gefässwände stärken und die Entzündung reduzieren. Besonders in Frankreich und Grossbritannien verwendet man ihn zur Verbesserung der Durchblutung der Beine und gegen „müde, schwere und schmerzende" Beine. Er ist als Kapseln und ohne Rezept erhältlich.

**Ruscus aculeatus**

Auch Mäusedorn oder Metzgerbesen genannt, ist ein immergrüner mediterraner Beerenstrauch. Er ist für seine durchblutungsfördernde Wirkung bekannt. In letzter Zeit wird er für die Behandlung von Krampfadern verwendet und zugelassen. Klinische Untersuchungen zeigten, dass er gegen venöse Ödeme wirksam ist. Zudem soll er entzündungshemmend wirken. Er ist in der Naturkosmetik beliebt.

### Die Heidelbeere

Verwendet werden getrocknete Heidelbeeren und Blätter für Präparate zum Einnehmen. Heidelbeerextrakte enthalten Anthocyane mit starker antioxidativer Wirkung. Sie sollen die Gefässwände und die Kapillaren stärken und die Verformbarkeit der Blutkörperchen verbessern. Sie sind als Nahrungsergänzungsmittel gegen chronisch venöse Insuffizienz im Handel.

### Bromelain

In Krampfadern und Besenreisern entsteht viel Fibrin, das die Blutgerinnung anregt. Bromelain wird aus dem Stiel der Ananas gewonnen. Es soll Fibrin abbauen und die Durchblutung fördern. Es vermindert Schwellungen und Schmerzen, die durch Krampfadern verursacht sind.

### Süssklee

Er wird auch Steinklee genannt und seit Jahrtausenden medizinisch verwendet. Er enthält Cumarine. Wird er fermentiert, so entsteht Dicoumarol, ein starkes Antikoagulans. Der Süssklee wird bei der Behandlung von Thrombosen manchmal zusätzlich zu chemischen Gerinnungshemmern verwendet. Er soll Krampfadern, Schmerzen und das Schweregefühl in den Beinen und die Entzündung in den Venen lindern sowie Thrombosen verhindern. Der Steinklee wirkt zudem diuretisch. Auch wird er zur Behandlung von Hämorrhoiden empfohlen. In der Schwangerschaft und Stillzeit darf man ihn nicht verwenden, da er, genauso wie die chemischen Antikoagulantien, Blutungen verursachen kann.

# Physikalische Massnahmen

**Tägliches Wandern**

Die Muskulatur der Beine massiert die tiefen Venen und solange die Venenklappen noch intakt sind, ermöglicht diese sogenannte „Muskelpumpe“ den Blutfluss zum Herzen hinauf. Man muss täglich mindestens 2-mal eine Stunde spazieren und an den Wochenenden längere Wanderungen unternehmen. Langes Stehen und Sitzen soll man so gut als nur möglich vermeiden.

**Hochlagerung**

Es lohnt sich, das Fussende des Betts um etwa 7 cm zu erhöhen, damit die Venen wenigstens nachts entlastet werden, und bei Arbeiten im Sitzen die Füsse hoch zu lagern. Auch kann man, wenn möglich, sich immer wieder 5 Minuten hinlegen und die Beine unterlegen, sodass sie höher liegen als das Herz. Dabei soll man die Füsse in den Sprunggelenken bewegen, um durch die „Muskelpumpe“ der Waden den Blutfluss zum Herzen zu fördern.

**Bewegungsübungen**

Die Bewegung der Füsse im Sprunggelenk ist zur Förderung des Blutrückflusses in den Venen am wirksamsten. Auch im Sitzen soll man die Füsse bewegen, besonders strecken und beugen, um den Blutrückfluss zu fördern.

**Wasseranwendungen**

Ein langes, warmes Baden wirkt ungünstig. Gut ist, sich jeden Morgen am ganzen Körper solange heiss zu duschen, bis man gründlich durchwärmt ist. Dies ist aber passive Wärme, welche weder den Blutrückfluss in den Beinvenen fördert noch die Entzündung lindert. Darum ist es ganz wichtig, dass man sich danach ganz kalt abduscht. Man beginnt mit den Füssen, geht bis zum Becken hinauf, dann zu den Schultern, zum Hals und zum Nacken.

Wo Schmerzen und Entzündungen spürbar sind, soll man lange verbleiben, dann wirkt dies entzündungshemmend und abschwellend. Durch dieses Abkühlen wird die Heilung der Venenentzündung angeregt, kontrahiert sich die Muskulatur der Venenwände, verbessert sich die Feindurchblutung der Gewebe und entsteht eine wohlige, aktive innere Wärme.

# Hämorrhoiden

Im Enddarm und Anus gibt es Venengeflechte, die mit dem Pfortaderkreislauf verbunden sind. Nachdem der Darm die Nährstoffe aufnimmt, gelangen diese durch das Pfortadersystem in die Leber zur Verwertung im Stoffwechsel und zur Entgiftung. Durch die allgemein übliche Fehlernährung mit viel Fleisch, Käse, tierischem Fett, Kochsalz, Milchprodukten, Zucker, Weissmehlspeisen, industriell verkünstelten Nahrungsmitteln, Kaffee und Alkohol, entsteht jeden Tag eine Riesenmenge an nutzlosen Nährstoffen und stark oxidierenden organischen Säuren, welche der Stoffwechsel nicht bewältigen kann.

Dadurch lagern sich diese sauren Stoffwechselschlacken in die Zwischenzellsubstanz der zarten Bindegewebe des ganzen Körpers ab. Alles, was die Leber nicht bewältigen kann, gibt sie über die Galle dem Darm zurück, und von dort wird es ihr immer wieder neu zugewiesen.

Dieser „enterohepatische Kreislauf" vom Darm zur Leber und von der Leber zurück zum Darm und wieder zur Leber, wird an jedem Tag durch die unbewältigten Stoffwechselschlacken massiv überlastet, und da die Hämorrhoidalvenen mit den Portalvenen verbunden sind, werden sie krank, gestaut und entzündet. Die Hämorrhoidalvenen, die sich im Innern des Enddarms befinden, bilden schmerzhafte und oft blutende innere Hämorrhoiden, und diejenigen, die sich im Anus befinden, bilden aus dem Anus austretende schmerzhafte äussere Hämorrhoiden. Die Therapie der Ursache der Hämorrhoiden ist auch hier eine grundlegende Umstellung der Ernährung auf eine annähernd vegane Vollwertkost mit hohem Anteil an lebendiger, roher Pflanzennahrung. Dadurch kann die Leber die Stoffwechselschuld nach und nach bewältigen und immer mehr Stoffwechselschlacken wasserlöslich machen, sodass sie über die Nieren ausgeschieden werden, kann sie Toxine entgiften und fettlösliche Stoffe durch eine nun gesunde Galle aufnehmen und verwerten. Hämorrhoiden sind mit Harninkontinenz assoziiert [47] und mit der Hashimoto Autoimmunentzündung der Schilddrüse. Beide Krankheiten entstehen durch eine ausgeprägte, intestinale Fehlbesiedlung bei ungeeigneter Ernährung[48]. Nicht umsonst entstehen die meisten Polypen und Krebsgeschwülste des Dickdarms im Rektum und Enddarm, und ist diese Art, sich vollwertig zu ernähren, der wirksamste Schutz gegen das Colonkarzinom, sodass man auch dieses zuverlässig verhüten kann. In der Schwangerschaft entstehen besonders oft Hämorrhoiden und diese kann man durch diese Ernährung ebenso zuverlässig verhüten[49]. Bei dieser Ernährung entsteht eine lockere Verdauung mit regelmässigem, weichem Stuhlgang, was gegen Hämorrhoiden wirkt. Die geeignete Ernährung für die Schwangerschaft und Stillzeit ist in unserem Bircher-Benner Handbuch Nr. 15: „Für die Ernährung in der Schwangerschaft und Stillzeit", eingehend beschrieben mit allen Besonderheiten und den Angaben, welche Kräuter und Heilpflanzen man in dieser Zeit nicht verwenden darf.

## Die äusserliche Therapie der Hämorrhoiden

Gegen Hämorrhoiden werden oft Salben und Pasten mit Zink, Panthenol Hamamelis, Aloe Vera empfohlen. Sie können die Beschwerden lindern und sind in Apotheken und Drogerien erhältlich.

# Die Diät

Die vegetabile Frischkostdiät dieses Buches ist für das Vermeiden und die Heilung der venösen Insuffizienz entscheidend. Sie wirkt dem oxidativen Stress entgegen, sodass die Mitochondrien der Endothelzellen sich vermehren können und sich die Zellenergie in der ganzen Venenwand regeneriert. Die lebendigen Pflanzen vermitteln das höchste Potential an biologisch verfügbarer Energie, an Vitalstoffen und biologisch aktiven, sogenannten sekundären Pflanzenstoffen, welche das Immunsystem kräftig stärken und regulieren, und sie saniert das Mikrobiom im Darm und den Stoffwechsel von Grund auf. Damit die Bedeutung all dessen verstanden werden kann, folgen hier einige wissenschaftliche Grundlagen:

Wir haben gesehen, dass eine Fehlernährung mit erhöhtem Risiko für Thrombophlebitis assoziiert ist. Bei Mäusen bewirkt eine *fettreiche Ernährung* die Bildung von Taurocholinsäure, eine pathologische Darmflora und eine chronische Darmentzündung[50]. Auch wurde wissenschaftlich nachgewiesen, dass die *vegane Frischkostdiät* sehr rasche Veränderungen der Darmflora bewirkt, und zwar schon nach 3 Tagen der diätetischen Umstellung[51]. Diese Veränderung bleibt nur erhalten, wenn die Diät beibehalten wird (reversible Veränderung des Mikrobioms). Die beflissene Nahrungsindustrie fügt den meisten, auch den salzigen Fertigprodukten, als *Geschmacksverstärker* Fruktose bei. Diese Zugabe trägt zum Risiko für kardiovaskuläre Krankheiten und Adipositas wesentlich bei[52], womit Varizen und Thrombophlebitiden wiederum assoziiert sind. Wird über längere Zeit auf die Zufuhr gewisser Nährstoffe und auf sogenannte Ballaststoffe (unverdauliche Kohlenhydrate aus pflanzlicher Nahrung) verzichtet, oder werden gewisse Nahrungsmittel wie Fleisch, Zucker, Fette übermässig gegessen, so entstehen *pathologische Veränderungen der Darmflora*, die erst nach sehr langer diätetischer Einwirkung rückgängig gemacht werden können (irreversible Veränderungen der Darmflora)[53].

# Das Problem der Nahrungsenergie

Die offiziell anerkannten Diätempfehlungen basieren auf einem Verständnis der Nahrungsenergie in Form reiner Wärmeenergie (Kalorien) und damit auf dem *1. Hauptsatz der Thermodynamik*, der 1842 vom deutschen Arzt Julius Robert Mayer formuliert wurde. Er bildete 1847 die Grundlage für die Formulierung des Energieerhaltungsgesetzes von Hermann von Helmholz. Dieses besagt, dass in einem geschlossenen System, bei mechanischen oder chemischen Prozessen, keine kalorische Energie verloren geht, sie bleibt erhalten.

1865 erkannte aber der deutsche Physiker Rudolf Clausius den Widerspruch des ersten Hauptsatzes zur Realität und formulierte den *2. Hauptsatz der Thermodynamik*, der besagt, dass wohl die thermische Energie in einem geschlossenen System nicht verloren geht, aber bei allen spontan ablaufenden, chemischen oder mechanischen Prozessen entsteht physikalisch gesehen Unordnung. Er nannte diese Unordnung Entropie und bewies damit, dass spontan ablaufende Prozesse nicht umkehrbar sind, sodass das Perpetuum mobile (ein Motor, der ohne Energiezufuhr läuft) nicht möglich ist.

Mit Clausius kam ein neues Verständnis der Qualität von Energien auf. Diese Erkenntnisse sind in die Wissenschaften der Chemie und Physik sofort aufgenommen worden, erstaunlicherweise aber bis heute nicht in die Medizin und die Ernährungswissenschaft. Maximilian Bircher-Benner hat dies in seiner 1905 in Berlin publizierten Ernährungslehre korrigiert und den 2. Hauptsatz der Thermodynamik auf die Nahrungsenergie angewandt[54,55]. Damit bekamen die lebendigen Nahrungsmittel aus Pflanzen, welche über die Fotosynthese verfügen, die höchste verfügbare Nahrungsenergie. Bircher-Benners Verständnis der Nahrungsenergie, nach ihrem qualitativen Wert, ist durch die neuen Forschungen der Biophysik, der Biophotonenforschung und der Molekularbiologie, in jeder Hinsicht bestätigt worden[56,57,58,59,60,61,62].

Die biophysikalische Qualität und Ordnung der Nahrungsmittel bilden die Basis der Diätetik, die diesem Buch zugrunde liegt. Der erstaunliche Mangel des heutigen medizinischen Paradigmas an diesen Kenntnissen ist der Grund, dass eine dauerhafte Heilung der Adipositas und des Diabetes des Typs II, mit den allgemein üblichen Methoden reiner Kalorienreduktion, in der Regel nicht gelingt. Ganz anders sieht dies aus, wenn die in diesem Buch beschriebene Diät befolgt wird. Auch für die Heilung der Venenleiden sind diese Erkenntnisse von grosser Bedeutung.

## Zweierlei Nahrungsenergie

Die Physiker unterscheiden zweierlei Energie, geordnete und chaotische Energie. Geordnete Energie speichert Information. Chaotische Energie kann nichts speichern. Wärmeenergie (Kalorien) ist chaotische Energie. Höchstgeordnete Energie ist das Sonnenlicht. Dessen komplexer Informationsgehalt gleicht einer grossen Symphonie. Hören wir eine Symphonie, so entsteht keine Wärme, aber sie vermittelt Informationen: ein hochgeordnetes Klanggebilde, das präzise Empfindungen und Gefühle auslöst. Über seine komplexen Schwingungen vermittelt und ordnet das Sonnenlicht die genetisch vorgegebene Information, die für das Wachstum, die Differenzierung und Regeneration alles Lebendigen auf der Erde notwendig ist.

Ein grünes Blatt enthält rund hunderttausend Chlorophylltrichter. Der Trichter reflektiert das einfallende Licht hin zur Basis, wo zwei Chlorophyll-A-Moleküle, mit den Schwingungen der Sonnenlichtstrahlung synchron, in maximale Resonanz treten. Die Physiker nennen dies Kohärenz. Dabei werden die Wellen des Sonnenlichts zu stehenden Wellen. Stehende Lichtwellen nennt man Photonen. Ihre Energie und damit die Information und Resonanz aus dem Sonnenlicht, durchströmt den ganzen Pflanzenkörper bis in die Wurzeln. Nur wenig davon wird als UV-Licht abgestrahlt, unsichtbar für unser Auge.

Alle lebendigen Zellen speichern in ihren Molekülen UV-Licht, ganz besonders in ringförmigen (aromatischen) Molekülen. Die weitaus stärkste Lichtspeicherung erfolgt aber in den Zellkernen, in der Doppelspirale der Erbsubstanz aus Desoxyribonucleinsäure (DNA). Diese Doppelspirale kann sich nach rechts oder nach links aufwinden oder sie kann kleeblattartige Ausstülpungen bilden, wobei sie ganz spezifische UV-Lichtspektren abstrahlt. Diese aufgewundene Doppelspirale der DNA dient als Hohlraumresonator für eine rhythmische Verstärkung des UV-Lichts in den lebendigen Zellen. Die Verstärkung erfolgt nach dem LASER-Prinzip. Damit ein LASER zu arbeiten beginnt, muss er eine gewisse Basisenergie erhalten. Die Physiker nennen diese minimal notwendige Energie „LASER-Schwelle". Forscher der internationalen Akademie für Biophotonenforschung haben in ihren Experimenten die LASER-Schwelle an pflanzlichen Zellgeweben gemessen[43].

Menschliche und tierische Zellen sind, genau wie die Pflanzen, Lichtgebilde, solange sie lebendig sind. Dies ist der Unterschied zwischen Leben und Tod. Auch sie speichern das Licht in ihrer Erbsubstanz, der Desoxyribonukleinsäure (DNA), als UV-Licht[40]. Aber uns fehlt die Fähigkeit zur Fotosynthese und die direkte Sonnenbestrahlung der Haut genügt bei Weitem nicht, um unsere Lichtspeicherung über der LASER-Schwelle zu halten.

Die Pflanzenzelle speichert die Photonen des Sonnenlichts in ungeheurer Menge. Man konnte zeigen, dass die sogenannte ultraschwache Zellstrahlung[41] eigentlich bloss eine Leckstrahlung ist, ein minimes Durchsickern des UV-Lichts durch die Zellmembran. Messungen haben ergeben, dass die LASER-Amplifikation des Lichts in der DNA $10^4$-mal stärker ist als diejenige der besten technischen LASER-Geräte. So gleicht das Innere der Zellen einem gewaltigen Lichtraum. Man hat auch nachgewiesen, dass Enzymsystem durch Licht $10^9$-mal stärker aktiviert werden als durch Wärme.

Unsere Photonenspeicherung muss täglich genährt werden, durch eine ausreichend grosse Menge an lebendigen, photonenhaltigen Nahrungsmitteln, an vegetabiler Frischkost.

Die Übertragung der Information der lebendigen Nahrungsmittel aus der Fotosynthese auf unseren Organismus erfolgt, genau wie bei der Fotosynthese, durch Informationsübertragung, durch Kohärenz. Dies bedeutet, dass unsere eigene Lebensempfindung, Lebensenergie und Lebensinformation in den etwa 50 Billionen Zellen unseres Körpers dadurch immer wieder erneuert und geordnet werden, dass sie bei der Übertragung der Photonen mit den Schwingungsmustern und der komplexen Information des Sonnenlichts in gemeinsame Resonanz treten.

Im Zellinnern bestehen ganz andere energetische Verhältnisse als in der unbelebten Natur. Die Biophysiker bezeichnen das Zellinnere als Dissipatives System. Dissipative Systeme sind sich selbst ordnende Strukturen in Systemen, die fern vom thermodynamischen Gleichgewicht entstehen. Der russisch-belgische Forscher Ilya Prigogine hat für seine Arbeiten hierüber im Jahr 1977 den Nobelpreis erhalten.

Durch die intensive Photonenspeicherung ist die Energie im Zellinnern so weit vom thermodynamischen Gleichgewicht entfernt, dass der 2. Hauptsatz der Thermodynamik ungültig wird. Dadurch schlägt das Chaosprinzip, das ausserhalb alles Lebendigen gilt, um in ein ordnendes Prinzip. Prigogine nannte dieses Kohärenzprinzip[49].

Fehlen die lebendigen Nahrungsmittel in unserer Nahrung, so vermindert sich der Photonengehalt in unseren Zellen. Der Lichtgehalt nimmt ab, bis die LASER-Schwelle unterschritten wird. Aus dem Ordnungsprinzip (Kohärenzprinzip nach Prigogine) verfallen die Zellen teilweise ins Chaosprinzip der Thermodynamik zurück und degenerieren.

Wir verstehen Krankheit als Verlust an Ordnung, Verlust an geordneter Information. Das Lebensprogramm gerät in Unordnung und durch den Mangel an lebendiger Nahrung kann es nicht mehr geordnet werden. Aus einer Vielzahl von Experimenten, die u.a. an der Universität Novosibirsk durchgeführt worden sind[63,64,65], geht hervor, dass die komplexen Vorgänge der Biochemie in unseren Zellen durch Information gesteuert sind. Bei Mangel an lebendiger Nahrung wird diese, durch die Gene der DNA vorgegebene Information, nicht mehr laufend erneuert und geordnet. Dadurch geraten die komplexen biochemischen Vorgänge unserer Zellen in Unordnung. Hier liegt die energetische Bedeutung der lebendigen pflanzlichen Rohnahrung: Sie erneuert und kräftigt die ordnende Resonanz im biologischen System und verhindert dadurch dessen Degeneration.

# Das Grundregulationssystem des zarten Bindegewebes (Matrix)

Im Körper sind alle Zellen der Organe in die Zwischenzellsubstanz des zarten Bindegewebes eingebettet. Dieses durchdringt alle Organe und Strukturen. Sie besteht aus einem dichten, molekularen Netzwerk (Matrix) aus Zucker-Eiweissmolekülen, die man *Proteoglykane* nennt und ist von einer reichhaltigen Flüssigkeit durchtränkt (Zwischenzellflüssigkeit). Das zarte Bindegewebe enthält spindelförmige Zellen, welche das Netzwerk der *Zwischenzellsubstanz* aufbauen und nach ihrer Notwendigkeit laufend anpassen. Die Blutkapillaren durchziehen diese Zwischenzellsubstanz mit ihrem Netzwerk, so auch die Nervenendigungen des vegetativen Nervensystems.

Ausserhalb des Gehirns und Rückenmarks sind die Kapillaren mit Absicht undicht. So können die Nährstoffe und Hormone des Blutes aus den Kapillaren in die Zwischenzellsubstanz hinaus austreten und durch das molekulare Netzwerk hindurch zu den Zellen gelangen. Dieses dient als Molekularsieb. Gleichzeitig ist es unser *Leitungs- und Speichersystem für biologische Information*, die Information in unserem lebendigen Organismus. Es gibt keinen direkten Kontakt der Blutkapillaren mit den Zellen unseres Körpers. Sie durchdringen die Zwischenzellsubstanz und machen dort ihre Schlaufe zu den abführenden Venen. Die Zwischenzellsubstanz wird durch das komplexe *System der Lymphgefässe* drainiert und in den Lymphknoten gereinigt. Dann wird sie als gereinigte Lymphe durch die grossen Lymphgefässe in das Venenblut zurückgeführt.

Die Nerven enden blind in der Zwischenzellsubstanz. Jede Information des Nervensystems zu den Zellen und von den Zellen zum Nervensystem, wird durch das molekulare Netzwerk der Proteoglykane hindurchgeleitet. Darum breitet sich jede Information immer im ganzen Körper aus: *Das System reagiert immer als Ganzes*, wessen die Akupunktur, zum Beispiel, sich zu Nutze macht. Dieses komplexe System ist unser *„Grundregulationssystem“*[66]. Alle Zellen unseres Körpers werden durch die Zwischenzellsubstanz und das Netzwerk aus Proteoglykanmolekülen hindurch mit biologischer Information, mit Hormonen, Nährstoffen und Sauerstoff versorgt.

Bei der allgemein verbreiteten Fehlernährung mit viel tierischem Eiweiss, Fett, industriell verkünstelter Nahrung, viel Zucker, Weissmehl, Kaffee und Alkohol, bilden sich durch anaerobe Fäulnisbakterien Toxine, die, zusammen mit den sinnlos zugeführten Nährstoffen, über das Pfortadersystem in die Leber gelangen und diese massiv überfordern. Sie verschlacken auch deren Zwischenzellsubstanz, solange, bis die innersten Leberzellen der Leberläppchen zugrunde gehen und durch Fettzellen ersetzt werden. So entsteht die *Fettleber*. Alles, was die Leber nicht entgiften und wasserlöslich machen kann, geht über die Gallengänge zurück in den Darm. Von dort bekommt sie es immer wieder zugewiesen, um wiederum zu versuchen, es zu entgiften. *So zirkulieren die Fäulnistoxine, die überschüssigen Nahrungsstoffe und Stoffwechselschlacken zwischen dem Darm und der Leber hin und her* (Enterohepatischer Kreislauf).

Dabei entstehen Hämorrhoiden durch Überlastung der Venen des Enddarms, da diese mit dem Pfortadersystem verbunden sind.

Zudem fallen bei der allgemein verbreiteten Fehlernährung im Stoffwechsel Riesenmengen an organischen Säuren an, stark oxidierende Ketonsäuren und andere sogenannte R.O.S. (Reactive oxygen Species). Diese überfordern unsere antioxidativen Systeme massiv. *Oxidation bedeutet Degeneration*. Durch Oxidation veränderte Eiweisse werden unlöslich und lagern sich als *Amyloide* überall, im ganzen Körper, in die Zwischenzellsubstanz ein. Die R.O.S. oxidieren das Cholesterin, das auf seinem Transport zu den Zellmembranen im Blut innerhalb des LDL-Moleküls durch ungesättigte Fettsäuren geschützt ist. Durch Oxidation wird es unlöslich und lagert sich in den Arterienwänden und im Herzen ein, an Stellen rascher Blutströmung (Fatty streaks). Dies geschieht als *Beginn der Arteriosklerose* heute schon in jungen Jahren.

Die durch die R.O.S. oxidierten Eiweisse werden unlöslich und lagern sich als Amyloide in die Netzstruktur der Zwischenzellsubstanz ein. Durch Einlagerung solcher β-Amyloide und TAU-Proteine in die Zwischenzellsubstanz des Gehirns entsteht die *Alzheimerkrankheit*, in den Arterienwänden die *Arteriosklerose, der Herzinfarkt, der Hirnschlag*, in den Venen die *Krampfadern und die Thrombophlebitis*, in der Synoviaschicht der Gelenke die *Arthritis*, in den Knäuelchen der Nierenkapillaren (Glomerula) die *Nephrose*, bis hin zum *diabetischen Nierenversagen*, in der feinen, bindegewebigen Struktur der Knochen und Knorpel die *Osteoporose* und die *Arthrose*, in *der Schilddrüse die Hashimoto oder die Basedowsche Entzündung*, in den Augen das *Glaukom, der graue und grüne Star, bis hin zur Erblindung durch die Degeneration der Netzhaut (Makuladegeneration)*. Bricht die Regulationsfähigkeit des biologischen Systems zusammen, so entsteht *Krebs*, da das Immunsystem die täglich entstehenden Krebszellen nicht mehr erkennen und eliminieren kann.

Jede degenerative Entartung von Molekülen erkennt das Immunsystem als fremd, sodass *Autoimmunreaktionen* hinzukommen, als missglückter Versuch des Immunsystems, die fremdartig erscheinenden Substanzen zu zerstören, sodass die degenerativen Phänomene zusätzlich durch Autoimmunentzündungen beschleunigt werden, wie zum Beispiel bei der Glomerulonephritis, der Psoriasis, der Vitiligo, der Sklerodermie, dem Diabetes mellitus des Typs I, der Hashimoto Thyreoiditis, dem Morbus Basedow und der rheumatoiden Arthritis.

Zum System der Grundregulation gehört auch das Milieu im Innern des Darms mit dem immensen Ökosystem der Darmflora. Autoimmunprozesse werden durch ein krankes Milieu im Darm und eine entartete Darmflora begünstigt, weil die Immunzellen unter solchen Bedingungen die notwendige Immunkompetenz nur mangelhaft erwerben können, um Fremd und Eigen, Nützliches von Schädlichem zu unterscheiden. *Ein krankes Milieu im Darm ist ein riesiges Störfeld, das im ganzen Organismus die Grundregulation stark beeinträchtigt oxidativen Stress erzeugt, und beim Entstehen von Thrombose, Thrombophlebitis und venöser Insuffizienz mitbeteiligt ist.*

# Das Integralgesetz der Nahrung

Die von der Natur vorgegebenen pflanzlichen Nahrungsmittel entsprechen in der Zusammensetzung ihrer Inhaltsstoffe am genauesten dem biologisch vorgegebenen Bedarf. Dabei muss beachtet werden, dass die verschiedenen Teile der Pflanzen, die Blüten, Früchte, Kerne, Nüsse, Blätter, Stiele und Wurzeln unterschiedliche Inhaltsstoffe haben. Manche Pflanzen schützen sich durch Toxine vor Tierfrass. Toxische Anteile müssen gemieden werden. Berücksichtigt man dies, so wird man der Forderung nach einer *Nahrungsökonomie* am ehesten gerecht, wenn man die Pflanze als Integral betrachtet und in seiner Ernährung alle Anteile berücksichtigt.

# Die Lebendigkeit der Nahrung

Wie wir gesehen haben, ist ein hohes Energiepotential, ein hoher Anteil an lebendiger Nahrung aus Pflanzen, welche zur Fotosynthese fähig sind, von grösster Bedeutung zur Bekämpfung aller degenerativen Krankheiten, wegen ihrer regenerativen Wirkung durch den hohen Gehalt an gespeicherten Photonen, der komplexen, das biologische System ordnenden Information aus dem Sonnenlicht. Zur Heilung der Thrombophlebitis, Beingeschwüren, Nierenkrankheiten, Hautkrankheiten, der Adipositas und ihrer Folgekrankheiten, ist ein hoher Anteil an lebendiger, vegetabiler Frischkost (Rohkost) von mindestens 70 %, am Anfang jeder Mahlzeit genossen, entscheidend. Dabei muss das Vitamin B12 ergänzt werden, das in Pflanzen nicht vorkommt. Ist eine Krankheit tief eingedrungen, so sind immer Autoimmunphänomene beteiligt. Dann ist eine reine Rohkostdiät aus lebendigen Vegetabilien, mehrfach ungesättigten Pflanzenölen, Pflanzenmilch und Nüssen, über mehrere Monate, am wirksamsten. Sie enthält auch die Pflanzenstoffe mit pharmakologischer Wirkung, die sogenannten sekundären Pflanzenstoffe (Phytochemicals), in reinster Form.

# Die Bedeutung der Nahrungsökonomie

Maximilian Bircher-Benner führte diesen Begriff in die Ernährungswissenschaft ein. Er bedeutet, dass die Nahrung in ihrer molekularen Zusammensetzung dem Bedarf des Organismus möglichst genau entsprechen muss. Ist dies nicht der Fall, steigert sich der Appetit und es entsteht, trotz grosser Nahrungsmenge, ein Mangel an gewissen Nährstoffen.

Der Stoffwechsel ist erstaunlich leistungsfähig. In den Leberzellen ist er zudem um ein Vielfaches gesteigert. Dennoch hat seine Leistungsfähigkeit ihre Grenzen. Sind diese erreicht, so können die sinnlos zugeführten Nährstoffe nicht mehr ausgeschieden werden und bleiben im zarten Bindegewebe liegen, das wie ein Nährboden den ganzen Körper durchdringt. Durch die allgemeine Übersäuerung und den oxidativen Stress werden sie in unlösliche Formen verwandelt und lagern sich überall im Körper um die Kapillaren herum ab, als organische Säuren und degenerative Eiweisse (Amyloide). Diese Einlagerungen entstehen in den Nierenkörperchen und sind auch an der Beschaffenheit der Haut und des Unterhautfettgewebes als knotige Ablagerungen sichtbar, landläufig als „Zellulitis“ bezeichnet. Durch diese Einlagerungen entsteht auch eine Resistenz gegen Insulin und die anderen Hormone, welche den Appetit und den Energiehaushalt regulieren, was zu unkontrollierter Gewichtszunahme und Diabetes des Typs II führt.

*Nahrungsökonomie bedeutet, dass die Ernährung in ihrer Zusammensetzung dem Bedarf unserer Biologie genau entsprechen muss*, sodass nichts zu viel und nichts zu wenig zugeführt wird. Der Körper braucht sehr wenig Nahrung, aber deren Zusammensetzung muss möglichst genau auf den biologisch vorgegebenen Bedarf abgestimmt sein. Ein Übermass an sinnlos zugeführten Nahrungsstoffen kann unser biologisches System nicht bewältigen. Dies erzeugt die ganzen *„Zivilisationskrankheiten“*, die unsere Spitäler und Arztpraxen füllen.

Die Nahrungsökonomie und die Nahrungsenergie sind für die Gesunderhaltung der komplexen Zwischenzellsubstanz und unseres Grundregulationssystems entscheidend, sowohl im Körper, in der Niere, als auch im zentralen Nervensystem, jenseits der Blut-Hirnschranke. Sinnlos und im Übermass zugeführte Nährstoffe und Giftstoffe aus einem kranken, überlasteten, übersäuerten Stoffwechsel und einem kranken Milieu im Magen und Darm, können nicht bewältigt, nicht ausgeschieden werden. Darum bleiben sie, wie schon gesagt, als degenerative *Stoffwechselschlacken* im komplexen System der Zwischenzellsubstanz liegen. Dort behindern sie nach und nach den lebenswichtigen Austausch an Stoffen, Gasen sowie die Speicherung und den Fluss der biologischen Information. *Die Zwischenzellsubstanz, auch Matrix genannt, ist der Ort, wo die ganze Morbidität des „zivilisierten Menschen“, seine Zivilisationskrankheiten, entstehen.*

# Sekundäre Pflanzenstoffe (Phytochemicals)

Nur in Pflanzen gibt es bioaktive, chemische Stoffe mit natürlicher, pharmakologischer Wirkung. Für die Verhütung und Heilung der Venenleiden sind diejenigen mit antiinfektiöser, immunsteigernder, immunmodulierender, antioxidativer und Krebs bekämpfender Wirkung besonders wichtig.

## Nahrungsmittel zur Bekämpfung der Infektion in den kranken Venen und Beingeschwüren

Antimikrobiell (antibiotisch) und zwar auch gegen Viren, wirken ganz besonders Knoblauch, Kresse, Senf, Meerrettich, Vollgetreide, Tomaten, frisches Obst und Gemüse. Wir verweisen hier auf das Bircher-Benner Handbuch Nr. 5: „Zur Steigerung der Abwehrkräfte".

## Nahrungsmittel zur Kräftigung und Modulation des Immunsystems

Bei chronischer Thrombophlebitis, mit oder ohne Ulcus cruris, ist das Immunsystem geschwächt. Wir haben gesehen, dass eine Mangelernährung oder die allgemein verbreitete Fehlernährung mit viel tierischem Fett, Fleisch, Zucker, Weissmehlspeisen, Kaffee und Alkohol einer der wichtigsten Risikofaktoren für eine Thrombophlebitis und Beingeschwüre ist. Dabei liegt immer eine Schwäche des Immunsystems vor. Um diese Leiden zu heilen, muss man das Immunsystem mit allen Mitteln unterstützen. Die Carotinoide, besonders β-Carotin aus rohen Früchten und Gemüsen, stimulieren die Vermehrung der Monozyten und Makrophagen (Fresszellen), die Bildung von Zytokinen, Tumor-Nekrosefaktor-α und Interleukin-1-β. β-Carotin erhöht auch die im Blut zirkulierenden natürlichen Killerzellen. Auch die Vitamine A, C und D stimulieren das Immunsystem. Die Flavonoide Quercetin und Tangeretin der Früchte und Gemüse modulieren das Immunsystem eher im Sinne einer vorübergehenden Dämpfung und wirken dadurch allergischen Reaktionen und Autoimmunkrankheiten entgegen. Gewisse Flavonoide hemmen auch die Prostaglandinsynthese. Die Sulfide von Knoblauch und Zwiebeln wirken stark stimulierend auf die Immunabwehr, sowohl gegen Krebs als auch gegen Infektionen.

# Der nutritive Reiz

Die Diät kann ihre Wirkung viel besser entfalten, wenn die Körperzellen durch den sogenannten „nutritiven Reiz" vorgängig aufnahmefähig gemacht wurden. Zusätzlich zur Diät wird dieser durch den Einfluss von Licht, Luft, Wasser, körperlicher Tätigkeit ausgelöst. Auch die seelische Haltung hat einen grossen Einfluss auf den Heilungsvorgang. Durch eine angepasste Dosierung dieses „Reizes" kann man selbst einen grossen Beitrag zu seiner Heilung leisten. Dabei muss man sich bewusst sein, dass auch hier die Regel gilt: schwache Reize fachen die Vitalität an, mittelstarke fördern sie und starke Reize hemmen die Vitalität.

## Die Bedeutung der Bewegung

Wir haben gesehen, welch grosse Bedeutung tägliches Wandern zum Vermeiden von Varizen und der Heilung der Thrombophlebitis hat, und dass besonders die Bewegungen des Unterschenkels den venösen Rückfluss fördern. Beim Gehen ziehen sich in stetem Wechsel die Beuge- und Streckmuskeln der Zehen, des Vor-, Mittel- und Hinterfusses, des Unter- und Oberschenkels rhythmisch zusammen und entspannen sich wieder. Im Rhythmus des Gehens massieren sie die tiefen Beinvenen und solange die Venenklappen intakt sind, befördert dies das Blut hinauf zum Herzen. Viele ältere Menschen haben wegen ihrer sitzenden Lebensweise schwache Knick-, Senk- und Spreizfüsse. Durch das Gehtraining werden sie kräftiger, festigen sich die Venenwände und bessert sich die Durchblutung der Haut. Die Schuhe müssen breit und bequem sein, mit weichen, elastischen Sohlen. Zu Hause und im Freien soll man oft barfuss gehen, besonders im Garten und im Wald. Dies kräftigt die Füsse sehr und regt die Durchblutung an. Auch ist ein allgemeines Körpertraining wichtig für die Heilung der venösen Insuffizienz. Alle Arten sich zu bewegen sind sinnvoll. Doch ist massvolle Anstrengung wirksamer als Krafttraining und Leistungssport. Tägliches Wandern während mindestens zweimal einer Stunde gehört immer in den Therapieplan. Für die allgemeine Kräftigung der Konstitution ist gemässigtes Gehen, leicht aufwärts und leicht kühl gekleidet, am wirksamsten.

## Die Bedeutung des Klimas

Klimakuren sind ebenfalls wichtig für diese Kräftigung der Konstitution. Für Ferien und Kuraufenthalte ist es wichtig, die Stärke des Reizes des Klimas zu beachten. Das Mittelgebirge, zwischen 600 und 800 m.ü.M. und die Ostsee, sind Regionen mit mittelstarkem Reiz. Sie sind besonders geeignet für Menschen, die an Herzbeschwerden leiden. Das Hochgebirge, über 1000 m.ü.M. und die Nordsee, sind starke Reizklimata. Sie sind für Herzkranke ungeeignet, aber ideal für Hautkranke, bei Allergien, Asthma und anderen Lungenbeschwerden, für geschwächte Menschen, so auch für Menschen mit venöser Insuffizienz, Thrombophlebitis oder Beingeschwüren, auch wenn noch keine Beschwerden vorhanden sind.

## Die Bedeutung des Schlafs

Besonders wichtig ist der *Vormitternachtsschlaf*, da nach der Mitternacht die erholenden, tiefen NON-REM-Schlafphasen fast nicht mehr vorkommen. Mindestens 8 Stunden, besser 9, sind notwendig, wo irgend möglich 2½ bis 3 Stunden vor Mitternacht. Der REM-Schlaf, nach Mitternacht, dient wenig der Erholung, sondern der seelischen Verarbeitung und der Vertiefung des Gedächtnisses. Es ist die Zeit, wo Gelerntes und Erlebtes sich „setzt" und die Auseinandersetzung mit Inhalten unseres unbewussten Seins stattfindet. Er ist entscheidend für die seelische Gesundheit. Schlaf ist durch nichts anderes zu ersetzen.

Hüten Sie sich vor chemischen Schlafmitteln. Sie zerstören nachhaltig die Fähigkeit zu schlafen, schädigen das Gedächtnis und gefährden die seelische Gesundheit. Oft ist bei Schlafstörungen eine elektromagnetische Belastung vorhanden oder es liegt eine Angst zugrunde, welche verhindert, dass man das für den Schlaf nötige Vertrauen findet. Dann ist ärztliches Verständnis von grosser Bedeutung. Tiefe Ängste können durch Psychopharmaka (Anxiolytika) nicht geheilt werden, wogegen die klassische Homöopathie in der Hand des erfahrenen Arztes oder Heilpraktikers und in hoher Potenz, von grosser Hilfe sein kann. Wir verweisen hier auf das Bircher-Benner Handbuch Nr. 20: „Zur Überwindung von Angst und Depression".

## Die Bedeutung der Pflege der Haut

Wie wir gesehen haben, ist das oberflächliche Venensystem in das Unterhautgewebe eingebettet. In diesem Sinne gehört es zur Haut. So wird auch bei jeder Thrombophlebitis die Haut krank und verkümmert, bis hin zu einem venösen Beingeschwür. Die Haut ist das grösste Organ unseres Körpers. Nicht nur gibt sie uns das vollendete, harmonische Aussehen, sie hilft mit bei der Bildung von Vitalstoffen, sie schützt vor schädlicher Strahlung, vor Fremdstoffen, vor Verletzungen, wehrt sich gegen Eindringliche, reguliert den Wärmehaushalt, bewahrt die notwendige Feuchtigkeit, sie atmet und hilft mit bei der Ausscheidung von Giftstoffen.

## Das Luftbad, Trockenbürsten, Sonnenbaden und Wasseranwendungen

Um all dies leisten zu können, muss sie atmen können, muss sie regelmässig in angemessenem Mass besonnt werden, belebt werden, durch sanfte Pflege, durch Trockenbürsten, durch sanftes Anregen ihrer Regulationsfähigkeit durch Wärme, im Wechsel mit anschliessendem angemessenem Reiz mit kalten Güssen, Duschen, Wechselbädern. Luft, Licht und Wasser sind für das Hautleben ganz besonders wichtig. Durch sie wird die Durchblutung der einzelnen Hautschichten und des oberflächlichen Venensystems gefördert, damit diese funktionstüchtig bleiben oder wenn sie erkrankt sind, die Störungen möglichst rasch beseitigt werden. Zu warme und zu enge Kleidung verhindern die Hautatmung. Die natürliche Verdunstung auf der Körperoberfläche wird verhindert und die Haut verliert die Fähigkeit, auf Wärme- und Kältereize angemessen zu reagieren. Die Pflege der Haut hat einen grossen Einfluss auf das Gelingen der Heilung von Krampfadern und venösen Leiden.

### Das Luftbad

Ein regelmässiges Luftbad ist ganz wichtig für die Haut und damit auch für das Venensystem: man legt sich anfangs je 5 Minuten, dann jeden Tag etwas länger, pro Körperseite in den Schatten, möglichst unbekleidet oder nur sehr luftig bekleidet. Dadurch wird die Regulationsfähigkeit der Haut täglich angeregt. Sehr gut kann man dies auch im Winter, im Schlafzimmer, bei geöffnetem Fenster tun.

### Das Sonnenlichtbad

Man beginnt zunächst mit 5 Minuten auf jeder Seite, wobei der Kopf am Schatten liegen muss. Wird dies gut vertragen, so kann man allmählich steigern bis auf 20 Minuten für jede Körperseite. Den Abschluss bildet eine kühle Dusche. Im Winter kann dies hinter einem grossen Fenster geschehen oder mit einer Quarzlampe („Höhensonne"), wobei mit nur 1 Minute begonnen werden darf. Nach 4 Bestrahlungswochen mit der Höhensonne, sind 2 Wochen Pause notwendig.

### Die Wasseranwendungen

Die Hydrotherapie wurde vom französischen Arzt Théophile de Bordeu, und in Deutschland von den niederschlesischen Ärzten Siegmund Hahn (1664–1742) und besonders dessen Sohn Johann Siegmund Hahn (1696–1773) entwickelt. 100 Jahre später entdeckte der damalige Philosophie-Student Sebastian Kneipp (1821–1897) in der Münchener Hofbibliothek Johann Siegmund Hahns Büchlein: „Von der wunderbaren Wirkung des Wassers." Er heilte seine Tuberkulose im Winter mit kalten Bädern in der Donau und brachte die Hydrotherapie zu Weltruf. 1899 berief die Universität Wien Wilhelm Winternitz an einen neu errichteten Lehrstuhl, der die Hydrotherapie auf wissenschaftliches Niveau brachte. Maximilian Bircher-Benner gehörte zu seinen „Schülern".

Wasseranwendungen sind für die Therapie der Venenleiden unentbehrlich. Sie regen die Blutzirkulation an und kräftigen die Wandspannung und die Regulationsfähigkeit der Venen. Die natürlichste Wasseranwendung ist das Schwimmen, besonders in kühlem Wasser. Die kräftige Körperbewegung unterstützt die Blutzirkulation in den Venen. Doch ist das Wasser noch immer in manchen öffentlichen Schwimmbädern chloriert, was sehr toxisch ist. Die Chlordämpfe der Schwimmbäder gefährden uns für neurodegenerative Krankheiten und für Krebs. Bei Venenleiden sind Güsse mit kaltem Wasser, besonders bei kräftiger Konstitution, ein ganz wichtiger Beitrag zur Heilung. Vor jeder Anwendung mit kaltem Wasser muss der Körper gut durchwärmt sein.

### Bäder

#### Das Kamillenbad

ist ideal für die Reinigung eines Beingeschwürs. Der Kamillenextrakt reinigt die Wunde, wirkt entzündungshemmend und antibiotisch. Das Wasser darf nicht zu heiss sein und man soll nicht länger als 5 Minuten darin bleiben. Dann lässt man es ablaufen. Nach dem Aufstehen im Bad muss die Blutzirkulation durch einen Guss mit kaltem Wasser angeregt werden.

#### Das Lavendelbad

Man gibt in ein lauwarmes Bad 10 Tropfen reines ätherisches Lavendelöl. Ätherisches Lavendelöl wirkt beruhigend, antimikrobiell, entzündungshemmend und regenerierend. Lavendelöl wird auf allen Schleimhäuten unverdünnt sehr gut vertragen, so auch im entzündeten Bereich eines einer Thrombophlebitis oder eines Beingeschwürs. Nur auf die Bindehaut der Augen darf es nicht gelangen. Nach 5 Minuten soll man wieder das Wasser ablaufen lassen und die Blutzirkulation durch einen Guss mit kaltem Wasser anregen.

**Das Hauffe-Schweninger-Armbad**
Dies ist eine spezielle Form eines Armbads, bei dem man die Wassertemperatur innerhalb von 15–20 Minuten von 32 °C auf 39 °C steigert. Es entspannt die Koronararterien, entlastet das Herz, entspannt die Bronchien, beruhigt Gedanken, wirkt beruhigend und entspannend auf den ganzen Körper und die Seele.

**Das Wechselfussbad**
Es durchwärmt den Körper und regt die Zirkulation in den Beinen an. Man verwendet zwei Becken, eines mit lauwarmem Wasser, das andere mit ganz kaltem Wasser. Man taucht die Füsse zuerst 2 Minuten ins warme, dann ½ Minute ins kalte Wasser und sofort wieder ins Warme und so 2–3-mal im Wechsel. Immer mit kaltem Wasser aufhören.

**Das Wassertreten in kaltem Wasser**
Es wirkt beruhigend, entlastet den Kopf und das Herz und regt die Durchblutung der Beine und Unterleibsorgane an. Besonders günstig wirkt es bei benommenem, schmerzendem Kopf. In einem Bach oder Becken, das bis zu den Knöcheln mit kaltem Wasser gefüllt ist, geht man an Ort 1–6 Minuten lang. Anschliessend soll man eine Stunde wandern. Im Sommer kann man stattdessen früh morgens in einer Tauwiese laufen.

**Die wechselwarme Waschung**
Sie belebt den Kreislauf und fördert die Wärmeregulation. Mit einem gut genässten Frottierhandtuch wird Glied um Glied einzeln, warm und dann sofort kalt, abgewaschen, anschliessend trockenreiben. (Reihenfolge: Arme, Beine, Brust, Bauch, Rücken.) Besonders für bettlägrige Patienten ist dies geeignet.

**Die Wechseldusche**
Sie wirkt wie die wechselwarme Waschung. Man duscht sich mit der Brause 1 Minute lang heiss, bis man gut durchwärmt ist, dann ½ Minute kalt, 2–3-mal hintereinander im Wechsel, bis prickelnde Rötung und innere Wärme entsteht. Sie bewirkt eine kräftige Anregung des Kreislaufs, wirkt belebend und fördert die Zirkulation und die Durchblutung der Venen und in den an Mangel an Nahrung und Sauerstoff leidenden Hautbezirken.

**Der Nackenguss**
Oft leidet die Stimmung, wenn man an Thrombophlebitis oder gar an einem Beingeschwür leidet. Der Nackenguss hat eine kräftige, belebende und antidepressive Wirkung. Nach gründlicher Durchwärmung unter der Dusche begiesst man sich den Nacken kalt, trocknet sich ab und legt sich danach zugedeckt zur Ruhe.

**Das Trockenbürsten**
Trockenbürsten belebt die Haut und den Kreislauf. Es lässt sich gut mit einem Luftbad kombinieren. Mit einer nicht zu rauen und nicht zu harten Naturbürste bürstet man sich kräftig den Körper, Glied um Glied, bis zur Durchwärmung. Dauer: 5–10 Minuten.

Empfindliche Menschen reagieren rascher und besser auf solche Anwendungen. Man kann Teilanwendungen und Ganzkörperanwendungen durchführen.

# Die Kompressionstherapie

Die Kompressionstherapie ist eine langwierige, oft lebenslang notwendige Massnahme. Bei weit fortgeschrittener venöser Insuffizienz, mit oder ohne Beingeschwür, ist sie absolut notwendig, um einen genügenden Rückfluss im Venensystem zu gewährleisten. Anfangs beginnt man damit, sich die kranken Beine mit breiten elastischen Binden einzuwickeln. Dann erhält man ein Rezept für individuell angepasste Kompressionsstrümpfe. Besonders im Sommer sind sie unangenehm, doch gerade besonders wichtig. Wendet man sie konsequent an, so schwellen die Beine ab, werden weniger schmerzhaft und bessert sich die Durchblutung im für ein Geschwür gefährdeten Bereich. Die trockene, schuppige, gespannte und juckende Haut wird wieder geschmeidiger und die Beine werden wieder leichter. Sobald man die Wirkung erlebt hat, fällt es nicht mehr schwer, sich die Mühe zu nehmen, die Kompressionsstrümpfe jeden Tag anzuziehen.

# Die lokale Pflege des Beingeschwürs

Man reinigt die Wunde mit klarem, körperwarmem Wasser, am besten unter dem weichen Strahl einer warmen Brause. Bereiche mit abgestorbenem Gewebe sind gelblich belegt und infiziert. Diese muss man mit sterilen, weichen nassen Gazeplätzchen vorsichtig abschaben, welche man immer wieder in Kamillentee oder eine wässrige Kamillenextraktlösung taucht. Ist das zu schmerzhaft, so kann man die Wunde ½ Stunde vorher mit einem anästhesierenden Lidocaingel bestreichen. Danach übergiesst man die Wunde mit einer desinfizierenden Spüllösung und bedeckt sie mit einer ebenfalls desinfizierenden Salbenkompresse, die sich leicht wieder ablösen lässt. Beides kann man sich vom Arzt oder Apotheker geben lassen. Die Wundränder sollte man mit einer sparsam aufzutragenden Zinksalbe schützen und die weiter umliegende Haut mit einer natürlichen Feuchtigkeitscrème behandeln. Diesen Wundverband soll man, wo möglich, nur einmal pro Woche wechseln, da jedes Mal die Gefahr besteht, dass man neu gebildete Haut mitentfernt. Wenn aber das Geschwür schmerzt, sich rötet oder nässt, ist es infiziert und man muss den Verband wechseln und sich vom Hausarzt beraten lassen. Wenn es mit der Bildung neuer Haut nicht vorwärts geht, kann man vor der Salbenkompresse etwas flüssigen Honig auf die Wunde geben, denn wie schon berichtet, ist wissenschaftlich nachgewiesen worden, dass dies das Wachstum neuer Haut fördert. Bei dieser Behandlung, verbunden mit allen anderen beschriebenen Therapien, heilen venöse Ulcera zu 70–80 % allmählich ab. In schweren Fällen dauert dies aber Monate, bei einzelnen Patienten Jahre und dies bedeutet grosses Leid. Anders sieht dies nach unserer Erfahrung bei konsequenter Rohkostdiät, viel Gehen, Hochlagern und konsequentem Tragen der Kompressionsstrümpfe aus. Eine Therapie, die sich lohnt.

# Allgemeine Richtlinien zur Ordnungstherapie

## Die Grundpfeiler der Therapie sind folgende

Im Therapieplan muss man folgende vier Bereiche beachten und konsequent angehen:

- Die in diesem Buch beschriebene Diät
- Die Lebensordnung
- Das Körpertraining
- Die körperliche und seelische Hygiene

## Zur Durchführung der Diät

Wie wir gesehen haben, ist der Zustand des Milieus im Darm und des enteralen Immunsystems und des Stoffwechsels für die Verhütung und Heilung der Venenleiden von entscheidender Bedeutung. Aus der Grundlagenforschung und aus klinischen und epidemiologischen Arbeiten ist heute die Basis gelegt worden für ein Umdenken, für ein frühzeitiges Angehen der Ursachen, schon im Kindesalter und für eine ganz andere, neue Ernährung, so wie sie in unseren Handbüchern beschrieben ist.

Die Ernährung soll für gesunde Menschen aus *drei Mahlzeiten* bestehen. Unsere Hormonspiegel richten sich nach dem Sonnenstand, dem Tageszyklus, mit Maximum am Mittag. Darum ist es biologisch vorgegeben, dass die eigentliche *Hauptmahlzeit am Mittag* sein soll, mit morgens und abends einer leichten, frugalen Nebenmahlzeit. Nur bei Diabetes mellitus sind zwei bis drei weitere kleine Zwischenmahlzeiten notwendig.

Jede Mahlzeit muss *mit Früchten beginnen,* wegen ihres hohen Gehalts an vor Krebs schützenden und entzündungshemmenden Flavonoiden, denn diese wirken nur während rund 4 Stunden. Obst ist reich an Enzymen, sodass es ganz leicht verdaulich ist. Früchte bleiben, besonders wenn man dazu etwas trinkt, nicht im Magen liegen. Das Obst gelangt direkt in den Zwölffingerdarm und unterhält im ganzen Darm eine gesunde Flora. Zum Obst sollen Nüsse und Mandeln genossen werden. Am Mittag soll *Salat und Rohgemüse* nachfolgen, fein und geschmackvoll zubereitet und schön angerichtet. Da nun die Speisen längere Zeit im Magen bleiben, soll man während des weiteren Essens *nicht mehr trinken*, um die Säure und Verdauungsenzyme im Magen nicht zu verdünnen. Zum Anrichten sollen für die Salatsaucen *ausschliesslich kaltgepresste, ungesättigte Pflanzenöle* verwendet werden, wie Sesam-, Sonnenblumen-, Raps-, Distel- oder Olivenöl. Zu diesen Ölen soll immer mindestens ⅓ Leinöl zugegeben werden, um den Gehalt an Omega-3-Fettsäuren sicherzustellen. Olivenöl enthält überwiegend einfach ungesättigte Fettsäuren, sodass es, im Gegensatz zu allen mehrfach ungesättigten Pflanzenölen, bis zu 170 °C erwärmt werden und an warme Speisen gegeben werden darf.

*Gekochte Speisen* sind nicht nötig, jedoch besonders im Winter zur Hauptmahlzeit angenehm. Um gesund zu bleiben, sollten sie aus vollwertigen Nahrungsmitteln bestehen, der Rohkost nachfolgen und höchstens 30 % der Mahlzeit ausmachen. Am geeignetsten sind ein bis zwei Gemüse und dazu etwas Vollkornreis, Kartoffeln, Mais, Hirse, Quinoa oder Gerste in Vollkornqualität im Dampfkochtopf oder Steamer zubereitet. *Salz* muss sparsam eingesetzt werden, besonders wenn ein Bluthochdruck schon besteht. Wegen der Verschmutzung der Meere geben wir heute dem Steinsalz den Vorrang gegenüber dem Meersalz. Man kann mit wenig Salz sehr geschmackvoll kochen und stattdessen mit Zwiebeln, Knoblauch und Kräutern aller Art einen reichen, duftenden Geschmack erreichen. Dies kann man leicht erlernen. Vergleichen Sie hierzu unser Bircher-Benner Handbuch Nr. 9: „Essensfreude ohne Kochsalz", mit bewährten Rezepten aus der berühmten Bircher-Benner Klinik.

Als *Frühstück* eignet sich das Birchermüesli mit Mandelpüree nach dem in diesem Buch vorhandenen Originalrezept zubereitet, besonders und dazu eine frisch zubereitete Mandel- oder Sesammilch. Auch zum Müesli soll immer mindestens ein Teelöffel pro Person Leinöl zugegeben werden. Wegen des Gehalts des Obstes an Fruktose und Sorbit benötigt diese Früchtespeise wenig Insulin. Das Birchermüesli sättigt voll bis zum Mittagessen. *Alle Reizmittel,* wie Alkohol, koffeinhaltige Getränke und scharfe Gewürze, müssen gemieden werden.

Am Beginn jeder Diät zur Heilung einer beginnenden Varikosis oder einer Thrombophlebitis ist eine mehrwöchige Heildiät aus reiner vegetabiler Frischkost (Rohkost) angezeigt. Diese bewirkt eine tiefgreifende Umstellung des Stoffwechsels, des Milieus und der Bakterienflora im Darm, in der Vagina und in den Harnwegen und eine intensive Ausscheidung der Stoffwechselschlacken aus dem zarten Bindegewebe. Sobald die Symptomatik sich beruhigt hat, kann 1/3 warme, gekochte oder gebackene Vollwertkost nachfolgen. Die Mengen der warmen Kost sollen klein gehalten werden, besonders bei Übergewicht. Ist ein Diabetes mellitus vorhanden, so empfehlen wir, nach dem Bircher-Benner Handbuch Nr. 7: „Für Diabetiker", vorzugehen.

In Verbindung mit einer neuen, allgemein gesunden Lebensweise mit viel Vormitternachtsschlaf, täglichem Wandern und Bewegen, einer guten, geordneten Einteilung des Tages und dem Meiden aller Reizstoffe, erfüllt die in diesem Buch beschriebene Heildiät die Forderung nach einer vollständigen Ausheilung des Darms und seines Mikrobioms, des Stoffwechsels, des Immunsystems und der Entzündungen und degenerativen Veränderungen in den Venen und im ganzen Körper, sodass die Voraussetzung für die Heilung durch die Ursache der Krankheit gegeben ist. Nach der Ausheilung der Thrombophlebitis genüg es, mit der frischkostreichen Vollwertkost weiterzufahren. Doch ist es aber wichtig, immer wieder Rohkostwochen einzuplanen.

*Man achte auf einen hohen Gehalt an bioaktiven sekundären Pflanzenstoffen und Vitaminen.* Besonders die Vitamine A, B-Komplex, B12, C, D, E, und die Spurenelemente Selen und Zink müssen in den oberen Normbereich gebracht werden. *Lezithin, Inosit und Cholin,* oft als Halbvitamine bezeichnet, wie auch die *Omega-3-Fettsäuren*, sind wichtige Stabilisatoren der Zellmembranen und der Mitochondrien, der „Kraftwerke" der Zellen. Sie sind zudem für die korrekte Verteilung der Fettstoffe (Lipide) im Körper von grosser Bedeutung und sollen in der Nahrung reichlich vorhanden sein. Reich an Inosit sind Bohnen, Zitrusfrüchte, Vollkorn, Nüsse und grünes Blattgemüse. Cholin ist in vielen Gemüsen reichlich vorhanden, wie frischem Soja, Bohnen und Kohl. Meist ist Cholin in den Pflanzen an Lecithin gebunden.

Das Phospholipid *Lezithin* ist nicht nur im Eigelb, sondern auch in allen Pflanzen enthalten, besonders reichlich in Ölsaaten, wie Leinsamen und Sonnenblumenkernen und anderen Pflanzensamen, in Getreidekeimen, in Vollkorn und frischen Sojabohnen. Lezithin schützt die Darmwand vor Bakterien und Toxinen. Es enthält mehrfach ungesättigte Fettsäuren und ist am Schutz des Cholesterins gegen Oxidation beteiligt, das im LDL-Molekül „verpackt" von seinen Syntheseorten in der Leber und der Darmschleimhaut zu den Membranen der Zellen des ganzen Körpers und in das Myelin der Nervenscheiden des peripheren und zentralen Nervensystems gelangt. Seine mehrfach ungesättigten Fettsäuren sind, wie schon erklärt, besonders anfällig auf oxidativen Stress, gegen welchen die vegetabile Frischkost (Rohkost) in hohem Masse wirksam ist.

# Die Heildiät mit lebendiger, vegetabiler Frischkost (Rohkost)

Zur Heilung der Thrombophlebitis, mit oder ohne Ulcera, muss man wochen- bis monatelang bei der reinen Rohkostdiät bleiben, da sich die Heilung sonst verzögert. Die vegetabile Rohkostdiät korrigiert die Übersäuerung im Stoffwechsel und im Urin und erhöht die Entgiftungsleistung durch die Leber und die Niere stark. Sie bekämpft wirksam den oxidativen Stress, der an der Degeneration der Venenwände beteiligt ist. Die vegetabile Rohkost korrigiert die Schäden im Milieu des Darms und dessen Fehlbesiedlung am schnellsten und bewirkt, dass in der Darmschleimhaut bald wieder kompetente Lymphozyten gebildet werden, sodass Nahrungsmittelunverträglichkeiten allmählich verschwinden und Autoimmunreaktionen zurückgehen. Diese Diät ist vegan, sodass man stets Vitamin B12 einnehmen und den *Vitamin-B12*-Spiegel regelmässig kontrollieren muss. Abgesehen hiervon ist die Rohkostdiät eine vollständige und im biologischen Sinn ökonomische Ernährung, da darin keine Nahrungsstoffe zu viel und keine zu wenig vorhanden sind. Die Rohkost hat den höchsten Gehalt an sekundären Pflanzenstoffen, mit ihrer entzündungshemmenden, antimikrobiellen, antithrombotischen, antioxidativen, antidiabetischen und Krebs bekämpfenden Wirkung. Sie hat das höchste biologisch verfügbare Energiepotential. Bei reiner Rohkostdiät baut sich keine Muskulatur ab. Zweifelt man hieran, so gehe man in den zoologischen Garten, um zu sehen, dass ein muskelstrotzender Gorilla oder ein Stier auf der Weide, nur Rohkost frisst. Bei dieser Diät bewegt sich das Körpergewicht zuverlässig in Richtung des Idealgewichts, auch wenn man mit Untergewicht beginnt. Dies ist in unserem Bircher-Benner Handbuch Nr. 26: „Für Gewichtsprobleme, Adipositas und Anorexie“, eingehend beschrieben, auf der Basis voller wissenschaftlicher Evidenz.

# Speisezettel

## Rohkost

### 1. Frischsaftfasten (Bettsaft-Tag)

*Morgens und abends*
200 g Fruchtsaft

*Mittags*
200 g Fruchtsaft oder
200 g Gemüsesaft (Tomaten- oder Karottensaft oder gemischter Tomaten-, Karotten-, Spinatsaft)
Je nach der Jahreszeit:
Orangen- und Mandarinensaft
Grapefruit-(Pampelmusen-)Saft
Beerensäfte
Traubensaft (frisch gepresst)
Zwetschgen- und Pflaumensäfte
Pfirsichsaft
Aprikosensaft
Kakisaft
Apfel- und Birnensaft (frisch gepresst)

Diese Säfte können auch miteinander kombiniert werden, z. B. Beeren- mit Pfirsich- oder Aprikosensaft, Aprikosen- mit Orangensaft, Apfel- mit Birnensaft usw.

Je nach ärztlicher Verordnung kann das Frischsaftfasten ein bis mehrere Tage, ja zwei bis drei, selten bis vier Wochen, durchgeführt werden.
Ärztliche Überwachung während des Fastens und des Wiederaufbaus danach ist wichtig.
Wird eine nur milde Wirkung des Fastens gewünscht, im Sinne der allgemeinen Entgiftung, der Entwässerung und Verjüngung, so kann innerhalb der Rohkostkur oder in der Normalkost einmal wöchentlich ein strenger Fruchtsafttag eingeschoben werden, wenn völlige Ruhe, am besten Bettruhe, möglich ist. Ohne Ruhe während der ersten ein bis zwei Fastentage, bleibt die volle Wirkung aus, weil sie durch Ermüdung und Hungergefühl gestört wird, und es kommt nicht zur richtigen Entspannung und Harnflut. Man lasse sich nicht abschrecken durch Reaktionen wie Kopfschmerzen, Übelkeit, Gliederschmerzen, Schwächegefühl (besonders nachmittags). Diese zeigen an, dass der Körper im Saftfasten die Entgiftungsarbeit leistet, sodass solche Tage Sinn und Zweck erfüllen. Man berichte die Beobachtungen jedoch dem Arzt. Besonders wenn eine Niereninsuffizienz besteht, muss er diese Diät sorgfältig überwachen können.

### 2. Vollsaft-Tag

Damit wird eine hochwertige, relativ nahrhafte Nahrung zugeführt. Diese Kostform kann eine Woche lang oder länger durchgeführt werden, mit Zusatz von Getreideschleimen auch während Wochen, falls starke körperliche und geistige Anstrengungen vermieden werden. Vollsaftperioden sind geeignet als Beginn einer Umstimmungskur, bei Entwässerungs- und Abmagerungskuren und auch bei starker Verarmung des Organismus an Vitalstoffen, wie dies etwa bei chronischen Verdauungskrankheiten der Fall ist, besonders wenn eine frischkostfreie Schonkost alter Schule vorangegangen ist. In solchen Fällen soll der Fruchtsaft zuerst mit 1/3 Leinsamen-, Gersten- oder Reis-Schleim verabreicht werden. Bei

Entwässerungskuren zur Ausscheidung venöser Ödeme, muss man regelmässig die Urinmenge und das Körpergewicht messen. Wenn nötig, kann man die Diurese mit Goldrutentee und Hagebuttentee unterstützen.

*Morgens*
200 g Fruchtsaft
150 g Mandelmilch oder Joghurt
1 Tasse Hagebuttentee

*Mittags*
200 g Fruchtsaft
150 g Mandelmilch oder Joghurt
150 g Gemüsesaft

*Abends*
wie morgens

**3. Früchtefastentage**

Das Früchtefasten kann das Bettsaftfasten (die strenge Form des Obstsaftfastentags) ersetzen, z.B. wenn statt Schonung durch Zellulosefreiheit vor allem eine rasche Stoffwechselumstimmung und Anregung des Darms durch den Zellulosegehalt erwünscht sind. Das Sättigungsgefühl ist stärker, sodass das Früchtefasten deshalb tageweise auch ohne völlige Ruhe und länger durchführbar ist. Die Wirkung des Säftefastens ist jedoch deutlich intensiver. Das Früchtefasten ist angezeigt bei Herzkrankheiten, chronischer Leberschwäche, Darmträgheit (Apfeltag bei akutem Durchfall, Erdbeertag bei Sprue und Unterleibsstauung). Dauer: 1–5 Tage, länger, wenn ärztlich verordnet.

**Tagesmenü**
3-mal 200–250 g (bis 300 g) gewaschenes, frisches, ganz reifes, ungesüsstes Obst: z.B. Beeren, Zitrusfrüchte (Orangen, Grapefruit, Mandarinen), Trauben, Feigen, Melonen, Kaki.

**Besondere Früchtefasten-Formen**

*Apfeltag:* 5–6-mal 1 grosser Apfel fein gerieben bei akutem Magen-Darmkatarrh mit Durchfall.

*Erdbeertag*: 3–4-mal 200–250 g sehr reife Erdbeeren, ungesüsst, bei Sprue (chron. Durchfall, Tropen) und Vitamin-C-Mangel.

*Heidelbeertag*: 3-mal 200–250 g bei leichter Darminfektion.
Leicht stopfend.

*Brombeertag:* 3-mal 200–250–300 g ganz reife Brombeeren.
Besonders reich an Naturzucker und Vitamin C. Nahrhaft und leicht verdaulich.

*Johannisbeertag*: 3-mal 200–250 g (2/3 rote und gelbe, 1/3 schwarze).
Bei Leberpatienten besonders erfrischend und durststillend. Vitamin-C-reich.

*Kakitag*: 2 kleine oder 1 grosse Kakifrucht 4-mal täglich.
Sehr nahrhaft und reich an den Vitaminen C und B.

*Traubentag* (altbewährte Traubenkur): 750–1000 g sonnengereifte, in jedem Fall nur biologisch kultivierte, ungespritzte Trauben, auf 4–5 Mahlzeiten im Tag verteilt. Gut waschen. Ganze Frucht essen. Vitaminarm, aber besonders nährend durch den hohen Fruchtzuckergehalt. Leberschützend, den Darm anregend durch die Kerne.
Dauer: 1–2 Wochen. Wenn ärztlich verordnet, auch länger (bis 6 Wochen).

*Feigentag:* 3-mal 200 g frische Feigen. Darmanregend. Nahrhaft. Höchstens 1 Tag.

## 4. Rohkost-Tagesmenüs

Es folgen hier für jede Jahreszeit sieben Beispiele von Rohkost-Zusammenstellungen für die Mittagsmahlzeit (besonderer Wert ist auf harmonische Verteilung von Knollen-, Wurzel- und Blatt-Rohgemüse zu legen, aber stets frisch und vollausgereift). Volles Tagesmenü folgt auf Seite 57.

### a) Frühjahr

*1. Tag:* Früchte – Nüsse (auch Dörrobst) – Radieschen – Fenchel – Kopfsalat

*2. Tag:* Früchte – Nüsse – Sellericknollen – Tomaten – Kresse

*3. Tag:* Früchte – Nüsse – Karotten – Chicorée – Kopfsalat

*4. Tag:* Früchte – Nüsse – Rettich – Lattich – Kresse

*5. Tag:* Früchte – Nüsse – Randen (Rote Bete) – Löwenzahn – Kopfsalat

*6. Tag:* Früchte – Nüsse – Blumenkohl – Spinat – Kresse

*7. Tag:* Früchte – Nüsse – Kohlrabi – Tomaten – Kopfsalat

### b) Sommer

*1. Tag:* Früchte – Nüsse – Rettich – Tomaten – Kopfsalat

*2. Tag:* Früchte – Nüsse – Karotten – Zucchetti – Kopfsalat

*3. Tag:* Früchte – Nüsse – Blumenkohl – Radieschen – Kopfsalat

*4. Tag:* Früchte – Nüsse – Kohlrabi – Kresse – Kopfsalat

*5. Tag:* Früchte – Nüsse – Bleichsellerie – Lattich – Kopfsalat

*6. Tag:* Früchte – Nüsse – mit Blumenkohl gefüllte Tomaten – Kopfsalat

*7. Tag:* Früchte – Nüsse – Karotten – Gurken – Kopfsalat

### c) Herbst

*1. Tag:* Früchte – Nüsse – Sellerie – Tomaten – Endivien

*2. Tag:* Früchte – Nüsse – Randen (Rote Bete) – Peperoni – Kopfsalat

*3. Tag:* Früchte – Nüsse – Schwarzwurzel – Spinat – Kopfsalat

*4. Tag:* Früchte – Nüsse – Blumenkohl – Feldsalat (Nüsslisalat) – Endivien

*5. Tag:* Früchte – Nüsse – Karotten – Zucchetti – Kresse

*6. Tag:* Früchte – Nüsse – Rettich – Tomaten – Kopfsalat

*7. Tag:* Früchte – Nüsse – Sellerie – Gurken – Kopfsalat

### d) Winter

*1. Tag:* Früchte – Nüsse – Schwarzwurzel – Rotkohl – Endivien

*2. Tag:* Früchte – Nüsse – Sellerie – Chicorino rosso – Kopfsalat

*3. Tag:* Früchte – Nüsse – Karotten – Peperoni – Kopfsalat

*4. Tag:* Früchte – Nüsse – Randen (Rote Bete) – Sauerkraut – Endivien

*5. Tag:* Früchte – Nüsse – Blumenkohl – Spinat – Feldsalat (Nüsslisalat)

*6. Tag:* Früchte – Nüsse – Tomaten – Chicorée – Kopfsalat

*7. Tag:* Früchte – Nüsse – Sellerie – Wirsing – Endivien

**Tagesmenü**

*Frühstück*
Birchermüesli 120–200 g
geriebene Mandeln oder Haselnüsse 20–30 g
Früchte 100–200 g
evtl. Hagebuttentee 1 Tasse

Die angegebenen Mengen sind nur annähernd einzuhalten. Massgebend ist das natürliche Empfinden, das weder durch Reizmittel noch Gewohnheiten, beeinträchtigt werden darf. Nur wo ganz knappe Ernährung beabsichtigt ist, soll das Hungergefühl durch längeres Kauen und Einspeicheln sowie durch eine verlangsamte Nahrungsaufnahme eingedämmt werden.

*Mittagessen (Variante 1)*
Früchte oder Früchtekaltschale 150–250 g
Grüner Salat 50–100 g
Grüner Salat fein gewiegt ca. 50 g
Rohgemüseplatte ca. 100–150 g
Nüsse aller Art ca. 20 g
Gurken, Tomaten usw. 100 g
evtl. 1 Glas unvergorener Apfel- oder Traubensaft 200 g
Gemüsesaft (Spinat, Karotten usw.)
Spezielle Mineralwässer für Nierenkranke

*Mittagessen (Variante 2)*
Fruchtsaft ca. 100–200 g
Grüner Salat, fein gewiegt ca. 50 g
Rohe Gemüse, im Mixer püriert oder passiert (Gurken, Tomaten usw.) 100 g
Gemüsesaft (Spinat, Karotten usw. mit etwas Sesamrahm (Rezept Seite 73) und Zitronensaft 100 g
Mandel- oder Sesammilch ca. 200 g
evtl. Apfel- oder Traubensaft 200 g
alkalisches Mineralwasser für Nierenkranke

*Nachtessen*
Birchermüesli 150–200 g
Nüsse 20–30 g
Früchte 100–200 g
evtl. Hagebuttentee 1 Tasse
*oder*
Birchermüesli 150–200 g
Mandelmilch ca. 200 g
Fruchtsaft 200 g
evtl. Hagebuttentee 1 Tasse

**5. Rohkosttag mit Zulage**

*Morgens und abends*
genau wie am Rohkosttag.

*Mittags*
Früchte, Nüsse, Rohgemüseplatte,
2 dl Gemüsebouillon, 2 Backkartoffeln

**6. Übergangskost (salzlose Schonkost)**

*Frühstück*
Birchermüesli mit geriebenen Nüssen
2 Stück Vollkornbrot
etwa 15 g Butter
Früchte
Kräutertee oder Milch oder Joghurt

*Mittagessen*
Früchte
Rohgemüse: Blumenkohl, Spinat, Kopfsalat
Kartoffelsuppe
Gedämpftes Tomatengemüse
Vollreis, nur mit frischer Butter, ohne Käse, schwach gesalzen

*Abendessen*
wie Frühstück

## Wochenpläne

### 1. Strenge Kost: salzlose, natriumarme Kost (1 Woche)

**1. Tag**
*Frühstück*
1. Mandelmilchmüesli
2. Salzloses Vollkornbrot
3. (Ungesalzene) Butter
4. Früchte (Auswahl): Orangen, Birnen, Äpfel, Kirschen, Weichselkirschen, Zwetschgen, Pflaumen, Wassermelonen, Melonen, Mandarinen, Johannisbeeren (rote und schwarze), Bananen, getrocknete Feigen, Weinbeeren
5. Nüsse: Mandeln, Haselnüsse, Paranüssc, Walnüsse
6. Tee: Kräutertee, Honig

*Mittagessen*
Früchte: (wie oben)
Rohgemüse: Blumenkohl, Lattich
Gekochte Speisen: Bohnen, Kartoffelrösti
Bananencreme mit Soja-Milch, etwas Rahm und Rohzucker,
oder Reis-Zitronen-Pudding

*Abendessen*
Wie Frühstück, mit Zulage von Grünkernsuppe.

**2. Tag**
*Frühstück*
alle Tage dasselbe

*Mittagessen*
Früchte
Rohgemüse: Kohlrabi, Kopfsalat
Gekochte Speisen: Gemüsebouillon (aus Zwiebeln, Lauch, Grünkohl, Kartoffelschalen, Sauerampfer)
Blumenkohl. Petersilienkartoffeln

*Abendessen*
Wie Frühstück, mit Zulage von Getreidebrei mit Weinbeeren

**3. Tag**
*Frühstück*
(wie oben)

*Mittagessen*
Früchte
Rohgemüse: Pastinake, Kopfsalat
Gekochte Speisen: Erbsen, gedämpft im Reisring
Fruchtgelee, mit Agar-Agar zubereitet

*Abendessen*
Wie oben, mit Zulage von dicker Kartoffelsuppe

**4. Tag**
*Frühstück*
(wie oben)

*Mittagessen*
Früchte
Rohgemüse: Blumenkohl, Kresse
Gekochte Speisen: Gerstensuppe, gedämpfte Kohlrabi, Kartoffelpüree, mit Soja-Milch zubereitet

*Abendessen*
Früchte und Nüsse
Reisbrei mit Soja-Milch
Pflaumenkompott

**5. Tag**
*Frühstück*
(wie oben)

*Mittagessen*
Früchte
Rohgemüse: Chicorée, Grünkohl
Gekochte Speisen: Lattich, gedämpft, Haferflockenbrätlinge mit Soja (statt Eiern)
Gefüllte Äpfel (mit Weinbeeren und Nüssen)

*Abendessen*
Wie Frühstück, statt Tee Soja-Milch

**6. Tag**
*Frühstück*
(wie oben)

*Mittagessen*
Früchte
Rohgemüse: Pastinake, Rosenkohl
Gekochte Speisen: Reissuppe
Brokkoli, gedämpft, Kümmelkartoffeln

*Abendessen*
wie oben

**7. Tag**
*Frühstück*
(wie oben)

*Mittagessen*
Früchte
Rohgemüse: Chicorée, Lattich
Gekochte Speisen: Rosenkohl, gedämpft, japanischer Reis Bananenkaltschale

*Abendessen*
Wie oben, mit Zulage von natriumfreiem Käse

**2. Weniger strenge Kost: salzarme Kost (1 Woche)**

**1. Tag**
Früchte, Dörrfrüchte
Rohgemüse: Karotten, Endivien, Kopfsalat
Gemüsebrühe mit Brotwürfelchen o.S.
Schwarzwurzeln mit Zitrone und Rahm
Tomatenkartoffeln

**2. Tag**
Früchte, Dörrfrüchte
Rohgemüse: Randen, Gurken, Kresse
Tomaten gefüllt mit Reis
Zitronencreme

**3. Tag**
Früchte
Rohgemüse: Sellerie, Tomaten, Feldsalat (Nüsslisalat)
Griesssuppe
Gehackter Kohl
Kümmelkartoffeln

**4. Tag**
Früchte
Rohgemüse: Schwarzwurzeln, Spinat, Endivien
Maisschnitten
Apfelcreme

**5. Tag**
Früchte
Rohgemüse: Rettich, Zucchetti, Kopfsalat
Gemüsesuppe
Krautstiele in Sauce
Lyoner Kartoffeln

**6. Tag**
Früchte
Rohgemüse: Blumenkohl, Kresse, Kopfsalat
Kerbelsuppe
Spinatteigwaren mit Tomatensauce und salzlosem Käse

**7. Tag**
Früchte
Rohgemüse: Rohe gefüllte Tomaten mit Selleriesalat und Kopfsalat
Gedämpfte Stachys mit etwas Zitronensaft
Kartoffelpüree mit Tomaten und Kräuterpulver bestreut
Griessköpfchen mit Himbeersirup

*Frühstück*
Birchermüesli oder Früchte oder Fruchtsaft
Vollkornbrot mit Malzextrakt und ohne Salz gebacken
Butter oder Reform-Pflanzenmargarine
Hagebuttentee oder Kräutertee
Nüsse, gerieben oder ganz

*Nachtessen*
Früchte oder Fruchtsalat oder ½ Grapefruit
oder Birchermüesli

Dazu eine Suppe, Brot, salzloser Käse
oder Backkartoffeln mit Kräuterquark
und Salat
oder belegte Brötchen und Salat usw.

**Mineralwasser für Venenkranke**
Basische Heilwässer können vor Übersäuerung schützen. Heilwässer unterstützen die natürlichen Puffersysteme des Körpers und helfen dadurch, die Säurebelastung des Organismus zu begrenzen. Die Mineralwasserquellen der Berge enthalten meistens alkalisierende Mineralstoffe, zum Beispiel die Quellen Walser, Evian, Aproz, San Pellegrino u.v.a.

# Rezepte für Venenkranke

Bei strenger Diät soll man alle Rezepte, die mit einem (*) bezeichnet sind, nicht verwenden. Tierische Proteine sind den menschlichen so ähnlich, dass die Unterscheidung das Immunsystem belastet. Auch bei Verdauungsproblemen besteht in der Regel eine Unverträglichkeit für Milcheiweiss und Weizen, oft auch für Hühnerei, Pilze und Backhefe. Darum soll man die mit (*) bezeichneten Rezepte in solchen Situationen nicht zubereiten.

## Frischsäfte

Säfte sind „Rohkost" in mechanisch verfeinerter Form als zusätzliche spezielle Anreicherung und wenn grobe Bestandteile (Zellulose) verboten sind. Die unzerkleinerte Rohkost ist aber immer hochwertiger und kann auf Dauer durch Säfte nicht ersetzt werden. Für die Zubereitung von Säften werden die Rohgemüse gründlich gereinigt, mit einer Handpresse oder elektrischen Zentrifuge gepresst und sofort serviert. Jedes Stehenlassen bedeutet Werteverlust.

Wird eine kleine Handpresse verwendet, müssen Früchte und Gemüse zerkleinert werden. Dann muss man Äpfel, Birnen und alle Knollengemüse fein raffeln, Blattgemüse und Kräuter fein wiegen. Dies ist sehr aufwändig, sodass sich eine Frischsaftzentrifuge lohnt.

## Fruchtsäfte

### Ungemischte Fruchtsäfte

Orangen, Mandarinen, Grapefruits, Äpfel, Birnen, Trauben, Erdbeeren, Heidelbeeren, Johannisbeeren, Cassis, Himbeeren, Pfirsiche, Aprikosen, Pflaumen, Mango, Kaki, Kiwi.

### Gemischte Fruchtsäfte

(Zitrusfrüchte nur, falls keine Überempfindlichkeit dagegen besteht)
z.B. Orangen, Mandarinen, Grapefruits, Kaki oder Beerensaft mit Apfelsaft oder Beerensaft mit Pfirsich-, Aprikosen- oder Pflaumensaft oder geschlagene Bananen mit Orangen-, Beeren-, Pfirsich-, Mango- oder Aprikosensaft.

Beigaben je nach Wunsch oder Vorschrift: Zitronensaft, Honig, Ahornsirup, Fruchtkonzentrat, Mandelpüree, Joghurt, Mandelmilch, Leinsamen-, Reis- oder Gerstenschleim.

## Gemüsesäfte

Frisch verabreicht haben sie einen hohen Mineral- und Vitamingehalt. Jeder Saft hat seinen speziellen Wert.

### Ungemischte Gemüsesäfte

Tomaten, Karotten, Randen (Rote Bete), Rettich, Kohl, Sellerie, sämtliche Blatt-, Knollen- und Wurzelgemüse. Im Frühling Blutreinigungskur mit Brennnessel-, Sauerampfer- und Löwenzahnsaft.

**Gemischte Gemüsesäfte**
Karotten, Tomaten, Spinat zu gleichen Teilen (schmeckt vorzüglich)
Tomaten und Karotten
Tomaten und Spinat
Andere Mischungen (und Cocktails) können nach eigenem Geschmack kombiniert werden.

Abwechslungsweise: Sauerampfer, Brennnessel, Schnittlauch, Petersilie, Zwiebeln, zarte Sellerieblätter oder Knollen und andere Kräuter mitpressen.

Beigaben pro Glas (1½–2 dl): 1 Essl. Mandelpüree oder Buttermilch, etwas Zitronensaft, evtl. etwas Fruchtkonzentrat. Evtl. Leinsamen-, Reis- oder Gerstenschleim. Es können auch andere Blattgemüse oder Salate verwendet werden, z.B. Weisskraut, Endivien, Feldsalat (Nüsslisalat), Lattich, Löwenzahn.

## Kartoffelsaft

Gut gereinigte, evtl. geschälte Kartoffeln. Man darf keine unreifen, angegrünten oder gekeimte verwenden. Falls schwarze Stellen daran sind, müssen diese, wie bei allen Wurzelgemüsen, ausgeschnitten werden, da solche Schimmelpilze die Inselzellen der Bauchspeicheldrüse vergiften. Zubereiten wie Karottensaft. Man darf nur eine kleine Kartoffel verwenden, da rohe Kartoffeln Solanin enthalten, das in grösserer Menge giftig ist. Man kann den Geschmack verbessern, indem man einen Apfel dazu zentrifugiert. Kartoffelsaft wirkt gut gegen Sodbrennen, darf aber nicht oft getrunken werden.

## Schleim als Zusatz zu Säften

Der Schleim wird den Rohsäften zu 1/3 beigemischt; er neutralisiert die Schärfe des Frucht- oder Gemüsegeschmacks. Das Tagesquantum kann einmal täglich zubereitet und in der Thermosflasche bis zum Gebrauch aufbewahrt werden.

**Reis- oder Gerstenschleim**
1 gehäuften Teel. Reis- oder Gerstenvollkornmehl mit 2 dl kaltem Wasser anrühren und unter ständigem Rühren 5 Min. kochen. Erkalten lassen.

## Birchermüesli

Alle Rezepte sind für 1 Person berechnet.

### Das Apfelmüesli

Das Original-Apfelmüesli, wie es Dr. Maximilian Bircher seinerzeit erfunden und tausendfach erfolgreich an seinen Patienten angewendet hat, ist auch nach unserer langjährigen Erfahrung eine ganz hervorragende Diätspeise geblieben, wenn es richtig zubereitet wird. Am besten eignen sich für das Müesli die sauren, weissfleischigen, saftigen Äpfel, z.B. Klaräpfel, Gravensteiner, Topaz, Granny Smith, Menznauer Jäger, Jonathan, Ontario, Rubinette, Glockenäpfel, Braeburn, Champagner-Reinetten, Cox-Orange, aber auch Golden-Delicious und Gala, wenn nicht überreif. Bei der Verwendung von trockeneren und faden Apfelsorten kann das Aroma angereichert werden mit etwas frisch abgeriebener Schale von ungespritzten Orangen oder Zitronen oder auch mit Orangensaft, mit etwas Hagebuttenmus oder etwas frisch geriebenem Ingwer.

### Apfelmüesli mit Mandel- oder Sesampüree (vegan)

Da heute sehr viele Menschen wegen der industriellen Verarbeitung Kuhmilch, Joghurt und Sauerrahm nichtmehr vertragen, ist dieses Rezept für die meisten Menschen das geeignetste:

**Grundrezept**
1 Essl. Haferflocken
3 Essl. Wasser
½ Essl. Zitronensaft
1 Essl. Mandel- oder Sesampüree
1 Essl. Honig
200 g Äpfel
1 Essl. Haselnüsse oder Mandeln, gerieben

Haferflocken ein paar Stunden einweichen. Wenn man feine, biologische, vorgedämpfte „Rapidflocken" verwendet, ist das Einweichen nicht unbedingt nötig. Doch sind in diesen die Vitamine B1 und B6 nicht mehr enthalten, da sie hitzeempfindlich sind. Zitronensaft, Püree, Honig und Wasser mit dem Schwingbesen zu einer sämigen Sauce rühren, Haferflocken beifügen. Die Äpfel mit der Bircher-Raffel hineinreiben und oft umrühren, damit sie nicht braun werden. Man kann auch die Äpfel in Stücke schneiden und mit dem Stabmixer verarbeiten. Wenn man sie nicht allzu glatt mixt, erhält man dasselbe Resultat wie mit der Raffel. Mandeln darüberstreuen, sofort servieren. Mit mundgerechten Fruchtstückchen oder Beeren dekorieren.

*Varianten:* Statt Haferflocken können Weizen*-, Reis-, Gerste-, Roggen-, Hirse-, Buchweizen- oder Sojaflocken verwendet werden, evtl. auch mit Hefeflocken* gemischt (Anreicherung mit Vitamin B12). Mit Haferflocken ist es aber am besten verdaulich. Viele Menschen vertragen heute Hefe nicht mehr, da sie in allen Formen: als Backhefe, Hefegewürze, als Geschmacksverstärker usw. zu oft verwendet wird.

N. B. zu „Hefeextrakten": diese enthalten oft Glutamat, da die Politiker erlaubt haben, dass man dieses nicht mehr deklarieren muss, sondern als „Hefeextrakt" getarnt beifügen darf. Glutamat ist schädlich für die Gesundheit.

**Apfelmüesli mit Joghurt oder Sauer- oder Buttermilch***

1 Essl. Haferflocken
3 Essl. Wasser
2 Essl. Bifidus-Joghurt oder
Bifidus-Sauer- oder Buttermilch
1 Teel. Honig
200 g Äpfel
1 Essl. Haselnüsse oder Mandeln, gerieben

Die Haferflocken, wenn möglich, ein paar Stunden einweichen. Haferflocken mit Joghurt* oder Sauermilch* und Honig zu glatter Sauce rühren. Die gewaschenen, von Stiel und Fliege befreiten Äpfel auf der Bircher Raffel direkt in die Sauce reiben und öfters umrühren, damit das Müesli appetitlich weiss bleibt. Die Nüsse darüberstreuen und sofort servieren. Nie stehen lassen.

*Andere Variante:* 1 Teel. eingeweichte Haferflocken mischen mit 1 Teel. Getreidekörner (24 Std. in Wasser einweichen, dann auf ein Sieb leeren, kalt abspülen, ganz, geschrotet oder gemixt).

**Apfelmüesli mit Rahm***

(für Menschen florider thrombophlebitis ist dieses Rezept nicht geeignet. Es ist ein speziell angereichertes Rezept bei erwünschter Gewichtszunahme)

1 Essl. (8 g) feine Haferflocken
3 Essl. Wasser
½ Essl. Zitronensaft
3–4 Essl. Rahm
1 Essl. Honig
200 g Äpfel
1 Essl. Haselnüsse oder Mandeln, gerieben

Zubereitung wie Grundrezept.

### Müesli mit Beeren oder Steinobst

(besonders reich an Vitamin C)
Zubereitung einer Mandel- oder Sesampüree-Sauce oder Joghurt-Sauce*.
Zuletzt beifügen:
150–200 g Erdbeeren oder Himbeeren, Heidelbeeren, Johannisbeeren, Cassis oder Brombeeren, mit der Gabel leicht zerdrückt
oder
150–200 g Zwetschgen, Pfirsiche oder Aprikosen, entsteint und durch die Hackmaschine getrieben oder mit dem Messer fein geschnitten.

### Müesli mit verschiedenen Früchten

folgende Kombinationen schmecken besonders gut:
Erdbeeren und Himbeeren
Erdbeeren, Himbeeren und Johannisbeeren
Erdbeeren und Äpfel
Brombeeren und Äpfel
Äpfel mit fein geschnittenen Orangen- und Mandarinenschnitzen
Äpfel und Bananen
Äpfel und Pfirsiche
Sauce: Mandelpüree- oder Sesampüree-Sauce oder Joghurt-Sauce*.
Nur frische Früchte, keinesfalls Früchte aus der Dose (Fruchtsalat etc.!) verwenden.

### Müesli mit getrockneten Früchten

Stehen einmal keine frischen Früchte zur Verfügung, kann man das Müesli auch mit Dörrobst (Äpfel, Aprikosen, Zwetschgen, Birnen) zubereiten. 100 g getrocknete Früchte werden gewaschen, 12 Std. in kaltem Wasser eingeweicht und durch die Hackmaschine getrieben. Mit Mandelpüree- oder Sesampüree-Sauce oder Joghurtsauce* vermengen. Bei Dörrobst soll man unbedingt auf gute Qualität ohne Konservierungs- und Bleichmittel achten, sonst könnten Magen- und Darmstörungen auftreten.

### Müesli mit Kondensmilch*

Sollten einmal weder Mandel- oder Sesampüree noch Frischjoghurt vorrätig sein, so kann das Müesli auch mit Kondensmilch nach dem ursprünglichen Originalrezept zubereitet werden. Nachteil: Die Kondensmilch ist meist gezuckert.

## Früchte-Frischkorn-Speisen

### Frischkornschrotbrei mit Banane

2 Essl. Getreideschrot (Weizen*, Roggen, Hafer)
½ Banane
1 Teel. Honig
Zitrone nach Geschmack

Getreideschrot 12 Std. einweichen, dann mixen. Die Banane mit der Gabel zerdrücken und beifügen. Mit Honig und Zitronensaft abschmecken. Sofort servieren.

### Frischkornschrot mit Beeren

1 gestr. Essl. frisch geschrotetes Vollkorn (Weizen*, Roggen, Hafer)
1 Essl. Wasser
1 Essl. Honig
Zitronensaft nach Belieben
100 g Beeren (irgendwelcher Art)

Schrot ca. 6 Std. einweichen. Beeren mit dem Holzlöffel zerdrücken oder mixen und zusammen mit Honig und Zitronensaft unter den Schrot mischen.

### Frischkornschrot mit Orangensaft

1 gestr. Essl. frisch geschrotetes Vollkorn (Weizen*, Roggen, Hafer)
1 Essl. Wasser
1 Essl. Honig
1 dl Orangensaft
1 Essl. geriebene Nüsse

Getreideschrot ca. 6 Std. einweichen. Honig, Orangensaft und Nüsse daruntermischen.
Der Frischkornschrot kann auch ungemixt, nur eingeweicht daruntergemischt werden.

## Kaltschalen

### Kaltschale

2 Pfirsiche oder Beeren
oder Steinobst oder Kernobst
2 Essl. Fruchtzucker
1 Teel. Agar-Agar
1 dl Wasser
Zitronensaft

Pfirsiche fein schneiden, Beeren ganz lassen, Stein- oder Kernobst zerkleinern und mit Zitronensaft übergiessen, um das Braunwerden zu verhindern. Für die Sauce Fruchtzucker und Agar-Agar-Pulver trocken vermischen, dann mit Wasser aufkochen, bis das Agar-Agar sich ganz aufgelöst hat. Warm über die Früchte giessen, dann erkalten lassen.

## Rohgemüse und Salate

Bei der Zubereitung von Rohgemüse und Salaten beachte man drei Punkte:

### 1. Frische und Qualität

Für die Diät für Nieren- und Blasenkranke (wie übrigens auch für alle anderen Diäten und eine vollwertige Alltagsernährung) sollen nur sonnengereifte, biologisch gezüchtete Gemüse und Salate verwendet werden. Sie sind nicht nur gesundheitlich, sondern auch geschmacklich am besten. Heute ist das Angebot aus biologisch geführten Betrieben mit Qualitätsgarantie sehr gross; auch in Supermärkten wird Biogemüse angeboten. Natürlich ist es besonders schön, Gemüse und Salate aus dem eigenen Garten zu gewinnen. Kräuter und Tomaten lassen sich auch auf dem Balkon ziehen. Man wähle junge, zarte Blattsalate und Wurzelgemüse, nicht gebleicht, ohne welke Blätter oder angefaulte Strünke. Für eine Heildiät ist es besonders wichtig, nur ganz frische und qualitativ erstklassige Pflanzen zu verwenden. Rohgemüse werden direkt vor dem Essen zubereitet und immer sofort mit der Sauce vermischt. Beim Stehenlassen an der Luft nimmt der Vitamingehalt der zerkleinerten Gemüse und Salate deutlich ab.

### 2. Gute Reinigung

Biologisch und ohne Jauchedüngung angebaute Gemüse enthalten keine Wurmeier. Trotzdem müssen alle frischen Pflanzen gründlich und sorgfältig gereinigt werden. Dabei ist zu bedenken, dass wasserlösliche Substanzen wie Vitamin C, Vitamine der B-Gruppe und Mineralstoffe im Wasser ausgelaugt werden.

### 3. Harmonische Zusammenstellung

Jeder Salatteller soll, wenn möglich, aus dem Dreiklang: Wurzel–Frucht–Blatt bestehen. Besonders grüner Blattsalat gehört in der Heildiät immer dazu. Bei den Saucen ist Abwechslung für die verschiedenen Zutaten der Rohkost erwünscht. Ein farblich schön zusammengestellter Salatteller erfreut nebst dem Gaumen auch das Auge und regt den Appetit an. Kleine Garnituren aus Kräutern, Radieschen, jungen Karotten oder Oliven machen das Rohgemüsegericht noch farbenfroher und festlicher. Die Dreizahl sollte jedoch im Alltag pro Mahlzeit nicht überschritten werden; ein übertriebenes Vielerlei kann die Verdauung stören.

### Reinigung der Blattgemüse

Bei Kopfsalat, Endivien, Lattich, Eisberg und ähnlichen Grünblattsalaten, bei Weisskraut, Kohl und Rotkraut usw. die Blätter auseinandernehmen und einzeln unter dem laufenden Wasser sorgfältig reinigen. Mehrere Male nachspülen und gut ausschwingen.
Kleinblättrige Salate wie Feld-(Nüssli-) und Schnittsalat, Spinat, Löwenzahn, Kresse, Rucola und Rosenkohl mehrmals in kleinen Portionen durchspülen, Würzelchen und zähe Stiele entfernen. Chicorée und Cicorino halbieren, äussere Blätter entfernen und gut durchspülen.

### Reinigung der Wurzelgemüse

Sellerie, Karotten, Rettich, Radieschen, Randen, Kohlrabi, Schwarzwurzeln. Mit einer Bürste unter dem laufenden Wasser reinigen, schälen und sofort in die fertige Sauce raffeln oder hobeln und gut mischen, damit die Gemüse ihre frische Farbe nicht verlieren.

### Reinigung der Gemüsefrüchte

Tomaten waschen und in Schnitze oder Scheiben schneiden. Gurken schälen und kleinschneiden oder hobeln. Biologisch gezogene junge Gurken brauchen nicht geschält zu werden.

Für Salate nur junge, zarte Zucchetti verwenden, gut waschen, nicht schälen, in Ringe oder Stäbchen schneiden. Grüne und gelbe Peperoni (Paprikaschoten) sind weniger scharf als die roten. Waschen, halbieren, Kerne entfernen und kleinschneiden. Leider stammen heute Peperoni fast ausschliesslich aus Hors-sol-Anbau. Blumenkohl und Brokkoli in grössere Stücke zerlegen, rüsten und gründlich unter laufendem Wasser reinigen. Stangensellerie waschen, schälen, zähe Teile wegschneiden. Lauch und Fenchel halbieren, rüsten und unter der Brause waschen.

### Salatsaucen

Die Mengenangaben sind für 1 Person berechnet.

Da im Allgemeinen viel zu viel Salz genossen wird, was sich nachteilig für die Gesundheit auswirkt, werden alle Saucen für Salate und Rohkost salzlos zubereitet. Statt Salz verwenden wir frische Küchenkräuter, Zwiebeln, Sojaprodukte (z.B. Miro), Kelpamare, evtl. gepressten Knoblauch.

### Zubereitung der Rohkost

Wichtig ist, dass immer zuerst die Sauce für die Salate und Rohgemüse hergestellt wird, um dann die sorgfältig gewaschenen Blätter oder Wurzeln direkt in die Sauce zu reiben, zu hobeln oder zu schneiden und sie sofort mit der Sauce zu vermischen. Auf diese Weise wird eine Wertverminderung durch Einwirkung von Luft-Sauerstoff möglichst vermieden. Dies ist besonders deutlich sichtbar bei geriebenen Äpfeln und Sellerie, die sich ohne Sauce rasch verfärben, aber gemischt mit Sauce schön weiss bleiben. Doch auch angemachte Salate und Rohgemüse sollen nicht lange stehen bleiben, sondern möglichst bald gegessen werden.

**Ölsauce**

1 Essl. Öl (Raps-, Sonnenblumen- oder Olivenöl aus erster Kaltpressung, Distelöl, Baumnussöl)
1 Teel. Zitronensaft oder biol. Obstessig
evtl. Knoblauch, gepresst
1 Teel. frische oder 1 Messerspitze getrocknete Kräuter

Alle Zutaten vermischen und die Sauce sämig schwingen. Sehr schmackhaft wird die Sauce durch einen Spritzer Sojasauce oder Kelpamare.
Diese klassische Salatsauce passt zu allen Blattsalaten (Kopfsalat, Lattich, Kresse usw.) und Fruchtsalaten (Tomaten, Gurken usw.).

**Quark-Joghurtsauce***

(bei fettarmer Diät)
1 Essl. Magerquark
3 Essl. Joghurt oder Sauermilch
½ Teel. Zitronensaft
frische, fein gehackte Kräuter
fein gehackte Zwiebel oder gepresster Knoblauch

Alle Zutaten mit dem Schwingbesen gut vermischen.
Passt besonders gut zu Wurzelgemüsen (Karotten, Sellerie, Rettich usw.).

**Rahmsauce***

2 Essl. Sauerrahm
1 Teel. Magerquark
1 Teel. Zitronensaft
ganz wenig Pfeffer
1 Teel. frische oder 1 Messerspitze getrocknete Kräuter

Mit dem Schwingbesen alle Zutaten gut vermischen.
Passt zu fast allen Wurzel- und Fruchtsalaten. Zur Abwechslung kann man den Zitronensaft durch Orangensaft ersetzen, gibt der Rohkost eine neue Note. Zu Sellerie-, Randen- (Rote Bete) oder Chicoréesalat kann man dieser Sauce etwas frisch geriebenen Meerrettich beifügen, schmeckt sehr anregend.

**Mandelpüree- oder Sesampüree-Sauce (vegan)**

(Diät ohne tierisches Eiweiss)
1 Essl. Mandel- oder Sesampüree
3 Essl. Wasser
1 Teel. Zitronensaft
evtl. Knoblauch, durchgepresst
1 Teel. frische oder 1 Messerspitze getrocknete Kräuter

Sesam- oder Mandelpüree mit dem Wasser langsam glatt rühren und dann die übrigen Zutaten dazugeben.
Diese sehr schmackhafte Sauce passt ausgezeichnet zu Wurzelgemüsen.

**Mayonnaise, klassisches Rezept***

Für 4 Personen:
1 Eigelb
1 Essl. Zitronensaft
2 dl Öl
Zwiebel, Kräuter, wenig Kelpamare

Das Eigelb mit einigen Tropfen Zitronensaft gut verquirlen. Unter gleichmässigem Rühren mit dem Schwingbesen das Öl tropfenweise beifügen. Wird die Mayonnaise zu dick, mit etwas Zitronensaft verdünnen. Zuletzt nach Belieben würzen.

Für 1 Portion:
1 Essl. Mayonnaise
1 Teel. Zitronensaft
1 Teel. frische oder
1 Messerspitze getrocknete Kräuter

Alles gut vermischen.

**Mayonnaise aus Soja-Vollkornmehl statt Ei**

(Rezept bei veganer Ernährung und Verbot von tierischem Eiweiss)
(ergibt 6–8 Portionen)
2 Essl. weizenreifes Soja-Vollkornmehl
6 Essl. Wasser
2 dl Öl

Soja-Vollkornmehl und Wasser zu einer glatten Masse verrühren, Öl langsam unter ständigem Rühren mit dem Schwingbesen beifügen.
Die Mayonnaise kann im Kühlschrank ein paar Tage aufbewahrt werden.

Für 1 Portion braucht man:
1 Essl. Mayonnaise
1 Teel. Zitronensaft
evtl. etwas Senf
1 Teel. frische oder 1 Messerspitze getrocknete Kräuter

Alle Zutaten gut vermischen.
Mayonnaise ist eine beliebte Sauce zu vielen Fruchtsalaten und Wurzelgemüsen.

**Quark-Mayonnaise***

1 Essl. Rahm- oder Magerquark
1–2 Essl. Milch
evtl. 1 Eigelb
1–2 Essl. Öl
½ Teel. Diätsenf
1 Teel. Zitronensaft
etwas Kelpamare
viel frische gehackte Kräuter

Quark und Milch glatt rühren, evtl. das Eigelb zum Verfeinern zufügen. Öl, Senf und Zitronensaft gut daruntermischen, mit Kelpamare und Kräutern würzen.

**Pikante Quarksauce***

(wenn keine Fettempfindlichkeit besteht)
1 Essl. Quark
3 Essl. Joghurt oder 1 Essl. Rahm und
2 Essl. Joghurt
1 Teel. Sojamehl oder
1 Eigelb
1 Essl. Zitronensaft
etwas Meerrettich
oder Muskat und Curry
½ Apfel, fein gerieben
Kresse oder Kerbel, gehackt
½ Teel. Fruchtkonzentrat oder
Sanddorn

Alle Zutaten gut verrühren oder mixen, die Gewürze nach Geschmack variieren.

**Salatsaucen süss-sauer**

Zur Abwechslung kann jede Salatsauce durch Zugabe von etwas Obstsaftkonzentrat, Birnendicksaft (Birnel), Honig oder Tomatenpüree süss-sauer abgeschmeckt werden. Auch Sauermilch, verrührt mit Obstsaftkonzentrat oder Birnel, ergibt eine fettarme Sauce, die sich gut für Karotten- oder Blattsalate eignet.

## Rohgemüse, gemischt

Chicorée mit Tomatenwürfelchen: Ölsauce oder Mayonnaise
Peperoni und Fenchel: Ölsauce
Fenchel, Chicorée und Tomatenwürfelchen: Mayonnaise oder Mandelpüreesauce
Fenchel und Karotten: Rahmsauce* oder Mandelpüreesauce
Blumenkohl und Karotten: Rahmsauce* oder Mandelpüreesauce
Tomaten und Peperoni: Ölsauce oder Mayonnaise*

Diese Mischsalate müssen sehr gut gekaut werden. Bei Übelkeit ohne Sauce reichen.

**Tomaten, roh, gefüllt**

mit Gurken: Ölsauce oder Mayonnaise*
mit Sellerie: Rahmsauce* oder Mandelpüreesauce
mit Blumenkohl; Rahmsauce* oder Mandelpüreesauce

**Sellerie-Apfel-Bananen-Rohkost**

20 g Quark*
3 Essl. Rahm* oder Joghurt*
Saft von ½ Zitrone
200 g fein gewürfelte Äpfel
100 g Bananenrädchen
50 g geriebener Sellerie
einige Walnüsse

Quark mit Rahm oder Joghurt verrühren, die weiteren Zutaten gut damit vermischen, evtl. etwas Joghurt beifügen, falls die Mischung zu trocken ist. Mit einigen Walnüssen garnieren.
Bei veganer Diät kann statt Rahm Sesamrahm verwendet werden.

## Getreidekörner, gekeimt

*Besonders hoher Gehalt an Vitamin-E- und -B-Gruppe. Allgemeine Kräftigung.*
Weizen*, Roggen, Hafer, Gerste.

*1. Tag, abends:* Körner im Sieb unter der Dusche oder dem Wasserstrahl waschen und in ein Schüsselchen geben. Mit Wasser überdecken. Zimmertemperatur, Ofennähe.

*2. Tag, morgens:* Abspülen und auf flachem Teller trocken ausbreiten. Zimmertemperatur, Ofennähe.
*Abends:* In das Schüsselchen geben und wieder mit Wasser überdecken. Zimmertemperatur, Ofennähe.

*3. Tag, morgens:* Abspülen und auf dem Teller trocken ausbreiten.
*Abends:* In das Schüsselchen geben und mit Wasser überdecken. Zimmertemperatur, Ofennähe.
Die Körner sollen 1–2 cm lange Keime entwickelt haben.

**Speziell als Kindernahrung**

Geschrotetes Getreide eingeweicht, gemixt mit Bananen, Honig, Wasser.

**Sauerkrautsalat**

Sauerkraut ist ein besonders wertvolles Rohgemüse, vor allem im Winter. Es ist roh leichter verdaulich als gekocht und wirkt galletreibend und desinfizierend. Verwenden Sie nach Möglichkeit das salzarme Bio-Sauerkraut. Eine Beigabe von klein geschnittenem rohem Sauerkraut kann Geschmack und Bekömmlichkeit von gedämpftem Sauerkraut wesentlich verbessern. Für einen Salat wird Sauerkraut gelockert und klein geschnitten, mit einigen Kümmelkörnern oder gemahlenem Kümmel, 3–4 zerkleinerten Wacholderbeeren, gehackter Zwiebel und einem in kleine Streifen geschnittenen Apfel oder klein gewürfelter frischer Ananas vermischt. Als Sauce wählt man Ölsauce. Dazu passen besonders gut Nüsslisalat (Feldsalat) und ein rohes Wurzelgemüse.

## Gemixte – pürierte Rohgemüse

Schreibt der Arzt „pürierte Kost" vor, so können gewisse Rohgemüse im Mixer zusammen mit der Sauce gemixt werden. Dies als Übergang von saftförmiger zu normaler Rohgemüsenahrung.

*Beispiele*

1 Tomate 70 g, 1 Handvoll Spinat 30 g, 1 kleine Karotte 70 g, 1 Messerspitze Majoran, mit Ölsauce

1 Tomate 70 g, 1 Handvoll Kopfsalat 20 g, 1 kleines Stück Sellerie 20 g, mit Rahmsauce* (als Gewürz Liebstöckel)

Randen (Rote Bete) 30 g, Zucchetti 40 g, Kopfsalat 20 g, mit Rahmsauce* (als Gewürz Dill)

Sellerie 40 g, Karotten 40 g, Spinat 20 g, Mandelpüreesauce (als Gewürz Rosmarin)

## Zum Rohgenuss geeignete Gemüse und die dazu passenden Kräuter und Saucen

### Gewürze

Frische Wild- und Küchenkräuter sind vitalstoffreich und ermöglichen fein dosiert eine reiche Abwechslung in Geschmack und Duft der Speisen und Rohsalate, sie regen den Appetit und die Verdauungssekretion an. Auch gehackte Zwiebeln, Knoblauch, geriebener Meerrettich, Ginger, Kardamom, Kelpamare und Sojawürzen (z.B. Miso) aus dem Reformhaus bereichern die Gerichte an wertvollem Gehalt und Aroma. Scharfe Gewürze wie Senf, Chili, Pfeffer, Curry sollen nur in kleinen Mengen verwendet werden, denn zu starke Reize auf die Verdauungssäfte können Durst, Übelkeit, Magenbrennen, Verdauungsbeschwerden und Kopfweh verursachen.

## Salatsaucen

Verwenden Sie die verschiedenen Saucen je nach ärztlicher Vorschrift.

### Ölsauce (mild)

1 Essl. Öl (Raps-, Sonnenblumen- oder Olivenöl aus erster Kaltpressung, Distelöl, Baumnussöl). Immer 1/3 Leinöl oder Hanföl zugeben.
1 Teel. Zitronensaft oder biol. Obstessig
evtl. Knoblauch, gepresst
1 Teel. frische oder 1 Messerspitze getrocknete Kräuter

Alle Zutaten vermischen und die Sauce sämig schwingen. Sehr schmackhaft wird die Sauce durch einen Spritzer Sojasauce oder Kelpamare.
Diese klassische Salatsauce passt zu allen Blattsalaten (Kopfsalat, Lattich, Kresse usw.) und Fruchtsalaten (Tomaten, Gurken usw.).

### Quarksauce*

1 Essl. Magerquark
3 Essl. Buttermilch
½ Teel. Zitronensaft
frische, fein gehackte Kräuter

Alle Zutaten mit dem Schwingbesen gut vermischen.
Passt besonders gut zu Wurzelgemüsen (Karotten, Sellerie, Rettich usw.).

### Joghurtsauce*

(für die fettarme Diät)
2–3 Essl. Joghurt
einige Tropfen Zitronensaft
evtl. etwas Zwiebeln, gerieben
evtl. Knoblauch, durchgepresst
1 Teel. frische oder 1 Messerspitze getrocknete Kräuter

Alle Zutaten mit dem Schwingbesen gut vermischen.
Eine erfrischende Sauce zu Kresse oder Spinat, zu Fruchtsalaten (Tomaten, Gurken) und zu Wurzelgemüsen (Kohlrabi, Rettich, Radieschen).

**Rahmsauce***

2 Essl. Sauerrahm
1 Teel. Magerquark
1 Teel. Zitronensaft
ganz wenig Pfeffer
1 Teel. frische oder 1 Messerspitze getrocknete Kräuter

Mit dem Schwingbesen alle Zutaten gut vermischen.
Passt zu fast allen Wurzel- und Fruchtsalaten. Zur Abwechslung kann man den Zitronensaft durch Orangensaft ersetzen, gibt der Rohkost eine neue Note. Zu Sellerie-, Randen- (Rote-Bete-) oder Chicoréesalat kann man dieser Sauce etwas frisch geriebenen Meerrettich beifügen, schmeckt sehr anregend.

**Mandelpüree- oder Sesampüree-Sauce (mild)**

(Bei Diätstufe II und III, ohne tierisches Eiweiss)
1 Essl. Mandel- oder Sesampüree
3 Essl. Wasser
1 Teel. Zitronensaft
evtl. Knoblauch, durchgepresst
1 Teel. frische oder 1 Messerspitze getrocknete Kräuter

Sesam- oder Mandelpüree mit dem Wasser langsam glatt rühren und dann die übrigen Zutaten dazugeben.
Diese sehr schmackhafte Sauce passt ausgezeichnet zu Wurzelgemüsen.

**Mayonnaise, klassisches Rezept***

Für 4 Personen:
1 Eigelb
1 Essl. Zitronensaft
2 dl Öl
Zwiebel, Kräuter, wenig Kelpamare

Das Eigelb mit einigen Tropfen Zitronensaft gut verquirlen. Unter gleichmässigem Rühren mit dem Schwingbesen das Öl tropfenweise beifügen. Wird die Mayonnaise zu dick, mit etwas Zitronensaft verdünnen. Zuletzt nach Belieben würzen.

Für 1 Portion:
1 Essl. Mayonnaise
1 Teel. Zitronensaft
1 Teel. frische oder
1 Messerspitze getrocknete Kräuter

Alles gut vermischen.

**Mayonnaise aus Soja-Vollkornmehl statt Ei (vegan)**

(ergibt 6–8 Portionen)
2 Essl. Vollkornreis, Hirse- oder Hafermehl
6 Essl. Wasser
2 dl Öl

Vollkornmehl und Wasser zu einer glatten Masse verrühren, Öl langsam unter ständigem Rühren mit dem Schwingbesen beifügen.
Die Mayonnaise kann im Kühlschrank ein paar Tage aufbewahrt werden.

Für 1 Portion:
1 Essl. Mayonnaise
1 Teel. Zitronensaft
evtl. etwas Senf
1 Teel. frische oder 1 Messerspitze getrocknete Kräuter

Alle Zutaten gut vermischen.
Mayonnaise ist beliebt zu vielen Gemüsefruchtsalaten und Wurzelgemüsen.

## Vorschläge für passende Saucen zu Salaten und Rohgemüse

| Kopfsalat | nicht zerkleinern | Ölsauce | Schnittlauch, Zwiebel |
|---|---|---|---|
| Schnittsalat | nicht zerkleinern | Ölsauce | Schnittlauch, Zwiebel |
| Endivien | 1 cm breite Streifen schneiden | Ölsauce | Zwiebel, Petersilie |
| Feldsalat | nicht zerkleinern | Ölsauce | Zwiebel, Petersilie |
| Kresse | nicht zerkleinern | Joghurtsauce* | Schnittlauch |
| Spinat | ½ breite Streifen schneiden | Joghurtsauce* | Pfefferminze |
| Kohlsalate: Weisskraut, Sauerkraut, Rosenkohl, Wirsing | hobeln, in feine Streifen schneiden | Ölsauce oder Nussdressing | Liebstöckel, Thymian, Bohnenkraut, Kümmel |
| Tomaten | in Scheiben oder Würfel schneiden | Ölsauce oder Joghurtsauce* | Basilikum, Thymian, Origano |
| Gurken | hobeln | Ölsauce | Dill |
| Fenchel | mit Messer fein schneiden | Rahmsauce* oder Ölsauce | Dill, Schnittlauch, Petersilie |
| Peperoni | in feine Streifchen schneiden | Ölsauce oder Mayonnaise* | Schnittlauch |
| Rettich | hobeln oder raffeln | Quarksauce* | Schnittlauch, Petersilie |
| Radieschen | hobeln oder fein schneiden | Joghurtsauce* | Schnittlauch, Petersilie |
| Stangensellerie | fein schneiden | Ölsauce oder Mandelpüreesauce | Schnittlauch, Thymian |
| Zucchetti | auf grober Raffel raffeln oder in Scheiben schneiden | Ölsauce oder Mandelpüreesauce | Dill, Borretsch, Basilikum |
| Rübchen | fein raffeln | Joghurt*- oder Orangensauce | Schnittlauch, Liebstöckel |
| Sellerie | fein raffeln | Nussdressing | Ingwer |
| Randen | fein raffeln | Rahmsauce* | Meerrettich |
| Blumenkohl, Brokkoli | Röschen kurz abschneiden, Storzen raffeln | Knoblauchsauce | Schnittlauch |
| Chicorée | 1 cm breite Streifen schneiden | Rahmsauce* | Estragon, Petersilie |
| Topinambur | raffeln | Mayonnaise* | Majoran, Thymian |
| Kohlrabi | hobeln oder raffeln | Joghurtsauce* oder Nussdressing | Thymian, Liebstöckel |
| Rotkraut | hobeln oder fein schneiden | Mandelpüreesauce | etwas geraffelter Apfel, Kümmel, Liebstöckel |

Schnittlauch, Petersilie und Zwiebeln können nach Geschmack und mit Mass jedem Rohgemüse zugefügt werden.

Die Mayonnaisesauce kann auch mit dem veganen Rezept (Seite 97) zubereitet werden. Statt Joghurt- und Rahmsauce Kann man Mandelpüreesauce verwenden. Rahm kann auch durch Sesamrahm ersetzt werden (Rezept Seite 73).

## Milcharten

Kuhmilch kann vollwertig durch folgende Pflanzenmilcharten ersetzt werden. Falls Kuhmilch gestattet ist, verwende man frische Vorzugsmilch (zum roh trinken) oder Joghurt.

## Mandelmilch

vegetabile Eiweiss-Öl-Nahrung, reich an wertvollen ungesättigten Pflanzenölen, einschleimend, lindernd

1 Essl. Mandelpüree
1 ½ Teel. Honig
1 ½ dl Wasser und ½ dl Obstsaft (bewirkt eine leichte Eindickung)

Mandelpüree und Honig mit dem Schneebesen verrühren und das Wasser tropfenweise zugeben. Zum Schluss den Obstsaft beifügen. Die Mandelmilch wird aber viel besser, wenn man sie mit dem Mixer zubereitet. Sie schmeckt aber auch ohne Obstsaft sehr gut.

## Mandelmilch aus frischen Mandeln

besonders leicht verdaulich

1 ½ Essl. Mandeln, geschält (keine bitteren!)
1 Teel. Honig
1 ½ dl Wasser

Mandeln, Honig und Wasser im Mixer mischen, evtl. zusätzlich passieren.

## Pinienkernemilch

sehr reich an leicht verdaulichen, den Stoffwechsel schonenden vegetabilen Ölen und Eiweiss

1 ½ Essl. Pinienkerne, gewaschen
1 Teel. Honig
1 ½ dl Wasser

Zubereiten wie Mandelmilch.

## Sesammilch

2 dl Wasser (kalt oder warm)
1 gestr. Essl. Sesampüree
1 Teel. Zitronensaft
1 Teel. Honig

Sesampüree und Honig mit dem Schneebesen verrühren und das Wasser tropfenweise zugeben. Zum Schluss den Zitronensaft beifügen.

## Sesamrahm

Wie Sesammilch, aber mit weniger Wasserzusatz. Als Rahmersatz bei gekochten Gerichten und bei Desserts.

## Sesamfrappé

Wie Sesammilch oder Sesamrahm mit Beigabe von Obstsaft, Süssmost, Obstkonzentraten.

## Sojamilch

1 Tasse Sojabohnen
7 Tassen Wasser
1 Essl. Fruchtzucker
Wasser

Sojabohnen waschen und trocknen, in einer Mandelmühle mahlen. 2 Std. einweichen, dann 20 Min. im Einweichwasser unter ständigem Rühren kochen und passieren. Wasser beifügen bis zur Konsistenz der Kuhmilch. Fruchtzucker zugeben und erkalten lassen.
Heute ist fertige Sojamilch im Reformhaus und allen grösseren Lebensmittelläden erhältlich. Sojamilch ist viel weniger gut verdaulich als Mandelmilch und bei Allergien nicht geeignet.

### Butter, Pflanzenfette und Öle

In der Bircherküche verwenden wir für die Rohkost ausschliesslich biologische, kaltgepresste Öle sowie Mandel- und andere Nusspürees, für die Zubereitung gekochter Nahrung auch ganz sparsam etwas frische Butter zum Verfeinern und Pflanzenfette. Mehrfach ungesättigte Pflanzenöle dürfen grundsätzlich nicht erhitzt werden, da sonst freie Radikale entstehen. Olivenöl ist einfach ungesättigt und darf bis 170 °C erhitzt werden.

**Frische Butter**

Zum Verfeinern der Gerichte.

**Reform-Pflanzenmargarine und Reform-Speisefette**

(in der Schweiz z. B. Nussella, Becel, Olima, in Deutschland Vitaquell, Eden) sind Pflanzenfett-Emulsionen aus natürlich festen, also ungehärteten Fetten wie Kokosöl oder Palmkernöl in Verbindung mit einem höchstmöglichen Anteil flüssiger Öle und Keimöle, insbesondere Sonnenblumen- oder Olivenöl. Sie sollen nicht erhitzt werden.

**Nussmus und Mandelpüree**

Sie haben einen sehr feinen nussähnlichen Geschmack. Vielseitig auch als Schonkost verwendbar oder anstelle von frischer Butter oder Pflanzenmargarine zu Gemüsen, Kartoffeln, Reis, Teigwaren, aber erst daran gemacht, wenn diese nicht mehr heiss sind.

**Sonnenblumenöl kaltgepresst, Maiskeimöl, Distelöl, Leinöl, Olivenöl kaltgepresst**

Biologisch schonend behandelt, reich an ungesättigten Fettsäuren, sind sie für die meisten Menschen leichter verdaulich als Butter. Die Pflanzenöle sollen aber, wie erwähnt, nicht erhitzt werden, da sich dabei gefährliche Radikale bilden können. Leinöl hat, wenn es frisch und nicht oxidiert ist, einen leichten Eigengeschmack, sobald dieser stärker wird, ist es ranzig und darf es nichtmehr verwendet werden. Wir empfehlen jeden Tag 2 × 2 Esslöffel Leinöl einzunehmen, da es zu 60 % Omega-3-Fettsäuren enthält, welche das Immunsystem gegen übermässige Entzündungen hemmen, vor Oxidation und vor Krebs schützen. Es muss immer sogleich wieder verschlossen werden und im Kühlschrank im Dunkeln aufbewahrt werden. Gibt man Zitronensaft hinzu, so schützt dies vor Oxidation. Avocados enthalten viel Omega-3-Fettsäuren. Es ist gut, diese nach dem Aufschneiden immer mit frischem Zitronensaft zu beträufeln und sie nicht stehen zu lassen, bis man sie isst. Das Verhältnis der Omega-3- zu den Omega-6-Fettsäuren muss mindestens 1:5 sein. Wir empfehlen aber ein Verhältnis von 1:2 bis 1:3. Dies erreicht man, wenn man allen Salatsaucen 1/3 Leinöl zugibt und in jedes Birchermüesli 1 Esslöffel Leinöl. Dies verändert den Geschmack nicht, wenn das Leinöl frisch ist und nicht oxidiert.

# Gekochte Speisen

Gekochte Speisen sind angenehm, aber für die Gesundheit nicht notwendig. Wenn man gesund ist oder nach der Heilung, kann die Rohkost mit einem Drittel gekochter Vollwertkost ergänzt werden. Als Heildiät bei Thrombophlebitis und chronisch rezidivierenden Ulcera muss man bis zur Heilung bei der Rohkostdiät bleiben, da sich die Heilung sonst deutlich verzögert.

## Schonendes Kochen und Dämpfen

Heute wird kaum eine Hausfrau oder Berufstätige auf den Dampfkochtopf verzichten wollen. Dies spart viel Zeit und ist gesünder, da die Inhaltsstoffe weniger aus den Gemüsen ausgewaschen werden. Vor allem bei den Suppen lohnt sich der Einsatz des Dampfkochtopfs bei praktisch allen Rezepten. Die Kochzeit beträgt nur ⅓ bis ¼ der normalen Kochzeiten.

Auch bei vielen Gemüse- und Kartoffelrezepten kann man die Nahrung im Dampfkochtopf schonend dämpfen und erhält in viel kürzerer Zeit Gerichte, deren Farbe, Aroma, Vitamine und Nährstoffe erhalten bleiben. Übrigens kann man bei Gemüse (nicht bei Kartoffeln) die Kochzeiten auch beim konventionellen Dämpfen nach Wunsch verkürzen, wenn man die Gemüse knackiger, „mit Biss" liebt. Bei Getreidespeisen ist der Einsatz des Dampfkochtopfs bei Getreidesorten mit langen Kochzeiten (z.B. grobem Mais) empfehlenswert, nicht aber bei Teigwaren.

## Suppen

Die Rezepte sind für 1 Person berechnet.

In den folgenden Suppen- und Gemüserezepten wird sehr viel Gemüsebrühe verwendet. In einem kleinen Haushalt lohnt es sich jedoch nicht, täglich frische Gemüsebrühe zuzubereiten. Stattdessen kann man gewöhnliches Wasser und zum Würzen salzfreie, biologische Gemüsebouillon oder Pasten verwenden. Diese sind im Reformhaus erhältlich. Rahm* verfeinert Suppen und Gemüse. Bei veganer Diät kann man mit Mandelpüree, Sesamrahm oder veganer Mayonnaise oder etwas Olivenöl verfeinern. Bei Unverträglichkeit für Weizen, soll das in den Rezepten angegebene Vollkornmehl durch Reis-, Hirse- oder Hafermehl ersetzt werden.

**Gemüsebrühe**
als einzige Ausnahme ist dieses Rezept für 4 Personen berechnet.
1 Essl. Reform-Pflanzenfett
1 Zwiebel
2 Karotten
1 kleiner Sellerie (150 g)**
Kohl, Mangoldblätter
1 Lauchstängel
3–4 l Wasser
½ Lorbeerblatt
Liebstöckel, Basilikum oder
andere, vorzugsweise frische
oder getrocknete Kräuter

Zwiebel mit der braunen Schale halbieren und Schnittfläche im heissen Fett goldgelb rösten. Die klein geschnittenen Gemüse beifügen und mindestens ¼ Std. zugedeckt auf kleiner Flamme dämpfen. Mit dem Wasser ablöschen und 2 Std. auf kleiner Flamme kochen. Nach Belieben würzen.

** Bei strenger, natriumfreier Diät weglassen

**Gemüsebouillon**
3 dl Gemüsebrühe
evtl. wenig Kelpamare, ausser bei salzfreier Diät
10 g Nussmus oder
Reform-Pflanzenfett
Petersilie, Schnittlauch, frisch gehackte Kräuter

Die nach obigem Rezept zubereitete Gemüsebrühe über Nussmus oder Pflanzenfett und Kräuter anrichten. Evtl. mit Kelpamare nachwürzen.

## Suppeneinlagen

**Butterklösschen***
½ Essl. Butter
1 Essl. Mehl
¼ dl Milch, heiss
½ Ei
Liebstöckel, Basilikum, Petersilie,
Schnittlauch,
Majoran, evtl. etwas Muskat

Das Mehl in der Butter dünsten, die heisse Milch beifügen und schlagen, bis sich die Masse von der Pfanne löst. Das Ei verquirlen und unter den heissen Teig schlagen.
Mit Kaffeelöffelchen Klösschen in die kochende Bouillon geben und 5 Min. leicht ziehen lassen. Würzen.

**Griessklösschen***
10 g Butter
1 ½ Essl. feiner Griess
½–1 Ei
Majoran, Muskat

Butter schaumig rühren. Griess und Ei mit der Butter gut vermengen und ½ Std. ruhen lassen. Mit Kaffeelöffelchen zu Klösschen formen, in die kochende Gemüsebrühe geben und 15 bis 20 Min. leicht ziehen lassen.

**Reissuppe, klare**
½ Essl. Reform-Pflanzenfett
etwas gehackte Zwiebel
1 kleine Karotte
etwas Sellerie**
etwas Lauch
1 Essl. Reis
6 dl Gemüsebrühe
Schnittlauch

Zwiebel, fein geschnittene Gemüse und Reis zusammen dämpfen. Heisse Gemüsebrühe zufügen und 15–20 Min. kochen. Über fein geschnittenen Schnittlauch und Pflanzenfett anrichten.

** Bei strenger, natriumfreier Kost weglassen.

**Reissuppe, gebundene**
½ Essl. Reform-Pflanzenfett
etwas Sellerie**
1 kleine Karotte
etwas Lauch
1 Essl. Reis
½ Essl. Vollkornmehl oder Reismehl
6 dl Gemüsebrühe oder Wasser
Liebstöckel, Petersilie, Basilikum,
Majoran
evtl. wenig Sojasauce
½ Essl. Rahm* oder Sesamrahm
(Rezept Seite 73)
Schnittlauch

Die fein geschnittenen Gemüse und den Reis im Fett dünsten. Das Vollkornmehl darüberstreuen, mit der Gemüsebrühe ablöschen und 30 Min. kochen. Würzen mit Sojasauce und den Kräutern. Rahm und fein geschnittenen Schnittlauch in die Suppenschüssel geben, die Suppe darüber anrichten.

** Bei strenger, natriumfreier Kost weglassen.

**Kräutersuppe**
1 Essl. Vollkornmehl oder Reismehl
1 dl Milch oder Wasser
5 dl Gemüsebrühe
½ Essl. Rahm* oder Sesamrahm
evtl. 5 g Butter oder Pflanzenmargarine oder Nussmus oder
1 Eigelb*
Liebstöckel, Basilikum, Estragon, Majoran, Schnittlauch,
evtl. Muskat oder Kümmel

Vollkornmehl mit etwas kalter Milch oder kaltem Wasser anrühren und in die kochende Gemüsebrühe einrühren.
15 Min. kochen.
Mit den Kräutern würzen. Rahm und evtl. Butter oder Pflanzenmargarine oder Nussmus oder das Eigelb in die Suppenschüssel geben, Suppe darüber anrichten und verquirlen.

**Hafercremesuppe**
½ Essl. Reform-Pflanzenfett
2 Essl. feine oder grobe Haferflocken
6 dl Gemüsebrühe
etwas Sellerie**
½ Essl. Rahm* oder Sesamrahm (Rezept Seite 73)
evtl. wenig Miso
Schnittlauch, evtl. Muskat oder Kümmel

Haferflocken mit oder ohne Pflanzenfett kurz andämpfen, Gemüsebrühe und Sellerie beifügen. Feine Haferflocken 10 Min., grobe mindestens 20 Min. leise köcheln lassen. Nach Belieben würzen. Rahm oder Sesamrahm und Schnittlauch in die Suppenschüssel geben und die passierte Suppe darüber anrichten.

** Bei strenger, natriumfreier Kost weglassen.

**Hafergrützsuppe**
½ Essl. Reform-Pflanzenfett
2 Essl. Hafergrütze
etwas Zwiebel, gehackt
7 dl Wasser oder Gemüsebrühe
1 dl Milch
etwas Sellerie**, in feine Würfelchen geschnitten
wenig Miso
evtl. 1 Essl. Rahm
Schnittlauch, Petersilie, Majoran oder Borretsch

Zwiebel und Grütze mit oder ohne Pflanzenfett dünsten. Gemüsebrühe und Milch sowie Sellerie beifügen und 45–60 Min. kochen. Nach Belieben mit wenig Miso würzen. Rahm und Kräuter in die Suppenschüssel geben und die fertige Suppe darüber anrichten.

** Bei strenger, natriumfreier Kost weglassen.

**Griesssuppe***
1 Essl. Griess
5 dl Gemüsebrühe
½ Essl. Rahm* oder Sesamrahm (Rezept Seite 73)
1 Eigelb oder
5 g frische Butter oder Pflanzenfett oder Nussmus
evtl. wenig Kelpamare
Kümmel, evtl. Muskat
Liebstöckel, Basilikum. Majoran, Petersilie, Schnittlauch

Griess in die kochende Gemüsebrühe einrühren, Kelpamare und Kümmel beifügen, ½ Std. köcheln. Mit Kräutern beliebig würzen. Rahm und Eigelb oder Butter oder Pflanzenfett oder Nussmus in die Suppenschüssel geben und die fertige Suppe darüber anrichten.

**Tomatensuppe**
½ Essl. Reform-Pflanzenfett
etwas Zwiebel und Lauch
1 kleine Karotte

1 Knoblauchzehe
1 Tomate
1 Essl. Vollkornmehl
6 dl Gemüsebrühe
evtl. etwas Tomatenpüree
1 Prise Fruchtzucker oder Succanat
Rosmarin, Oregano
5 g Butter* oder Pflanzenfett oder Nussmus
½ Essl. Rahm* oder Sesamrahm (Rezept Seite 73)
Schnittlauch

Klein geschnittene Gemüse mit oder ohne Pflanzenfett dämpfen, zuletzt die Tomate beifügen. Vollkornmehl darüberstreuen und mit Gemüsebrühe ablöschen. ½ Std. köcheln, dann passieren. Gewürze und evtl. etwas Tomatenpüree beifügen. Butter oder Pflanzenfett (oder Nussmus) und Rahm in die Suppenschüssel geben und die fertige Suppe darüber anrichten. Mit klein geschnittenem Schnittlauch bestreuen. Nach Wunsch 1 Essl. Reis als Einlage in die Suppe geben oder fettlos geröstete Brotwürfelchen darüberstreuen.

**Sommerliche Tomatensuppe**
4 reife Sommertomaten
1 Prise Fruchtzucker oder Succanat
1 Prise Meersalz
1 Essl. Rahm

Die Tomaten in Stücke schneiden, kurz aufkochen, würzen und passieren. Rahm dazugeben und die Suppe lauwarm oder kalt servieren.

**Verschiedene Gemüsesuppen (Karotten, Spinat, Brokkoli, Blumenkohl)**
½ Essl. Reform-Pflanzenfett
etwas gehackte Zwiebel
1½ Essl. Vollkornmehl oder Reismehl
5 dl Gemüsebrühe
1 dl Milch
1 Essl. Rahm* oder Sesamrahm (Rezept Seite 73)
Gemüse: 1 klein geschnittene Karotte oder 1 kleine Tasse Spinat, gemixt oder fein gehackt, klein gehackter Brokkoli oder Blumenkohl (einige Röschen separat kochen und zurückbehalten)

Zwiebel und Karotten oder Brokkoli oder Blumenkohl mit oder ohne Pflanzenfett dämpfen, Vollkornmehl darüberstreuen und leicht mitdämpfen. Mit Gemüsebrühe und Milch ablöschen und 20–40 Min. köcheln. Bei der Spinatsuppe zum Schluss den Spinat beifügen und nicht mehr kochen. Die fertige Suppe über den Rahm in der Suppenschüssel anrichten. Bei der Brokkoli- und Blumenkohlsuppe die zurückbehaltenen Röschen beifügen.
Würzen: Für die Karottensuppe Liebstöckel, Rosmarin oder Majoran, 1 Teel. Kümmel.
Für die Spinatsuppe einige Pfefferminzblätter, Petersilie, Schnittlauch, 1 Prise Muskat.
Für die Brokkoli- und Blumenkohlsuppe wenig Basilikum, Petersilie, Schnittlauch, Estragon.

**Kerbelsuppe**
½ Essl. Reform-Pflanzenfett
etwas Zwiebel
1 mittlere Kartoffel, in Würfel geschnitten
½ Essl. Vollkornmehl
5 dl Gemüsebrühe
1 Essl. Kerbel, gehackt
½ Essl. Rahm* oder Sesamrahm, (Rezept Seite 73)

Zwiebel mit oder ohne Pflanzenfett anziehen lassen. Kartoffel beifügen, Vollkornmehl darüberstreuen und mit Gemüsebrühe ablöschen. ½ Std. kochen und passieren. Kerbel und Rahm in die Suppenschüssel geben, Suppe darüber anrichten.

**Zwiebelsuppe**
½ Essl. Reform-Pflanzenmargarine
1 Zwiebel
1 Essl. Mehl oder Reismehl
5 dl Wasser oder Gemüsebrühe

1 Teel. Nussmus
Kelpamare**
Basilikum, Muskat

Die in Streifen geschnittene Zwiebel in der Pflanzenmargarine gut durchdämpfen, Mehl darüberstreuen und kurz mitdämpfen. Wasser oder Gemüsebrühe beifügen und ½ Std. kochen. Würzen. Das Nussmus in die Suppenschüssel geben und die Suppe darüber anrichten. Nach Belieben kann man die Suppe passieren.

** Bei strenger, natriumfreier Kost weglassen.

**Kartoffelsuppe**
½ Lauch, in feine Streifchen geschnitten
½ Karotte, in feine Rädchen geschnitten
½ Essl. Vollkornmehl oder Reismehl
5 dl Gemüsebrühe
1 mittlere Kartoffel, klein geschnitten
wenig Miso
Basilikum, Majoran
1 Essl. Rahm* oder Sesamrahm
(Rezept Seite 73)

Lauch und Karotte in wenig Gemüsebrühe dämpfen. Vollkornmehl darüberstreuen, mit der Gemüsebrühe ablöschen. Kartoffel beifügen und weich kochen. Würzen. Basilikum, Majoran und evtl. Rahm in die Suppenschüssel geben und die fertige Suppe darüber anrichten.

**Frühlingssuppe**
½ Essl. Reform-Pflanzenfett
1 Essl. Mehl oder Reismehl
5 dl Wasser oder Gemüsebrühe
wenig Zwiebel
1 Esslöffel zarte Karotten
Spinatblätter
1 dl Milch*
1 Essl. Rahm oder Sesamrahm
(Rezept Seite 73)
Liebstöckel, Sauerampfer-, Brennnessel- oder
Löwenzahnblätter

Mehl im Pflanzenfett leicht dünsten, Wasser oder Gemüsebrühe beifügen und ½ Std. kochen. Karotten, Zwiebel, Spinatblätter fein wiegen, der Suppe beifügen und einige Min. ziehen lassen. Milch und Rahm beifügen, würzen.

**Lauchcremesuppe**
½ Essl. Reform-Pflanzenfett
¼ Lauch
1 ½ Essl. Mehl oder Reismehl
6 dl Gemüsebrühe
1 Essl. Rahm* oder Sesamrahm
(Rezept Seite 73)
evtl. 1 Eigelb*
Kelpamare**, Muskat

Grob geschnittenen Lauch im Pflanzenfett dünsten, bis der Lauch zusammenfällt. Mehl darüberstreuen, Gemüsebrühe beifügen und ½–¾ Std. kochen. Würzen. Rahm und Eigelb in die Suppenschüssel geben und die passierte Suppe darüber anrichten.

** Bei strenger, natriumfreier Kost weglassen.

**Minestra**
½ Essl. Reform-Pflanzenfett
2 Essl. Lauch
etwas Zwiebel, fein gehackt
einige Sellerieblätter
½ Teller Mangoldblätter
7 dl Wasser oder Gemüsebrühe
1 Essl. Liebstöckel oder Thymian
½ Knoblauchzehe, ausgepresst
Basilikum, Petersilie, Schnittlauch
15 g Teigwaren oder Reis
5 g Butter* oder Pflanzenmargarine
oder Nussmus

Zwiebel, Lauch, Sellerieblätter und Mangold, alles klein geschnitten, langsam dämpfen. Gemüsebrühe beifügen, würzen und ½ Std. kochen. Teigwaren oder Reis 15–20 Min. mitkochen. Zum Verfeinern Rahm oder Nussmus oder Pflanzenmargarine beifügen.

## Gemüse

**Spinat, gehackt**
¼ l Gemüsebrühe
200 g Spinat (dicke Stiele entfernen)
¼ Knoblauchzehe, durchgepresst
Pfefferminzblätter, Salbei
1 Tasse roher Spinat
evtl. etwas frische Butter* oder Reform-Pflanzenmargarine

Spinat in der Gemüsebrühe kurz abwellen, abgiessen, hacken, wiegen oder mixen. Spinat in die Pfanne zurückgeben und heiss werden lassen. Knoblauch und Kräuter beifügen. Den rohen Spinat sehr fein wiegen oder mixen, vor dem Anrichten beifügen und etwas frische Butter oder Pflanzenmargarine dazugeben.

**Spinat, ganze Blätter („en branches“)**
300 g Spinat (dicke Stiele entfernen, den gröberen Winterspinat evtl. zuerst abwellen)
1 Essl. Pinienkerne
evtl. 1 Essl. Rosinen
Pfefferminzblätter, Salbei, Petersilie
evtl. etwas flüssige Butter* oder Reform-Pflanzenmargarine

Spinat nicht zugedeckt auf kleiner Flamme mit ganz wenig Wasser dünsten. Pinienkerne, Gewürze und evtl. Rosinen beifügen und noch kurz weiterdämpfen. Zum Schluss evtl. flüssige Butter oder Pflanzenmargarine daruntermischen.

**Lattich**
1 Lattich
1 l Wasser
etwas Zwiebel, gehackt
½ Essl. Reform-Pflanzenfett
1 dl Gemüsebrühe
2 Essl. Rahm* oder Sesamrahm (Rezept Seite 73)

Lattich halbieren, im Wasser halbweich kochen, abtropfen lassen, zusammenlegen und in feuerfeste Form geben. Zwiebel im Pflanzenfett anziehen lassen und über das Gemüse verteilen. Gemüsebrühe beifügen und 30–40 Min. im Ofen schmoren. 5 Min. vor dem Anrichten den Rahm darübergiessen.

**Endiviengemüse**
1 grosser Endivienkopf
Zubereitung genau gleich wie beim Lattich.

** Bei strenger, natriumfreier Kost weglassen.

**Chicorée gedämpft**
2 Stangen Chicorée
½ Essl. Reform-Pflanzenfett
3 Essl. Gemüsebrühe
Majoran, Thymian
etwas Butter* oder Pflanzenmargarine oder Nussmus

Chicoréestangen halbieren und in die Pfanne einschichten. Erwärmtes Pflanzenfett sowie Gemüsebrühe über die Chicorée geben, würzen und zugedeckt auf kleiner Flamme ½ Std. dämpfen. Zum Schluss zerlassene Butter oder Pflanzenmargarine oder Nussmus über das angerichtete Gemüse verteilen.

**Krautstiele an Béchamelsauce**
3 Stängel Krautstiele
½ Essl. Reform-Pflanzenfett
½ dl Gemüsebrühe
wenig Zitronensaft oder
1 Teel. Mandelpüree
Estragon, Petersilie und Schnittlauch
Béchamelsauce (Rezept* Seite 95 oder 96)

Die in 3 cm lange Stücke geschnittenen Krautstiele im Pflanzenfett dünsten, Gemüsebrühe mit Zitronensaft oder Mandelpüree beifügen und zugedeckt auf kleiner Flamme ½ bis ¾ Std. weich kochen, würzen. Das fertige Gemüse mit Béchamelsauce mischen.

**Stangensellerie**
3–4 Stangen Stangensellerie
½ Zwiebel, gehackt
etwas Apfel, fein geschnitten
1 dl Gemüsebrühe
1 Teel. Mandelpüree
wenig Sojasauce
Selleriekraut

Die in 8 cm lange Stücke geschnittenen Stangensellerie in eine Pfanne legen. Zwiebel und Apfel ohne Fett leicht andünsten und darüberverteilen. Gemüsebrühe und Mandelpüree beifügen und ½–¾ Std. weich kochen. Würzen.

**Überbackener Fenchel mit Frischkäse-Creme***
1 grösserer oder 2 kleine Fenchel
Pfeffer
einige Tropfen Zitrone
1 Frischkäse*

Fenchel vierteln und in wenig Wasser halbweich dämpfen. Die einzelnen Lagen des Fenchels auseinanderziehen und in eine feuerfeste Form legen. Mit Zitronensaft beträufeln, pfeffern. Den Frischkäse mit 2 Esslöffeln Fenchelsud verrühren und auf dem Gemüse verteilen. Im heissen Ofen überbacken.

**Gemüsecurry**
1 Essl. Sonnenblumenöl
1 Frühlingszwiebel
200 g Gemüse (z.B. Lauch, Karotten, Zucchetti, Spargel)
½ Teel. Vollkornmehl oder Reismehl
1 Messerspitze (oder mehr, je nach Geschmack) Curry
½ Teel. Gemüsebrühe
½ Orange
1 Teel. Sultaninen
1 Prise Vollzucker (Succanat)
Pfeffer

Die in feine Ringlein geschnittene Frühlingszwiebel im leicht erwärmten Öl anziehen lassen. Mehl und Curry darüberstreuen und mit der Gemüsebrühe ablöschen. Die klein geschnittenen Gemüse zugeben und zugedeckt ca. 15 Min. dämpfen. Von der Orange zwei, drei Schnitze zurückbehalten, den Rest auspressen und die Sultaninen im Saft einlegen. Wenn das Gemüse weich ist, Sultaninen und Orangensaft beigeben, heiss werden lassen und mit Zucker und Pfeffer abschmecken. Anrichten und die Schnitze darüberverteilen.

**Karotten, gedämpft**
3–4 Karotten
1 dl Gemüsebrühe
1 Teel. Mandelpüree
1 Prise Fruchtzucker
Majoran, Thymian, Rosmarin
Petersilie

Die in Scheiben oder Stängelchen geschnittenen Karotten in der Gemüsebrühe 30–45 Min. dämpfen, evtl. das Mandelpüree beigeben. Würzen. Zum Schluss die gehackte Petersilie darüberstreuen.

**Erbsen mit Karotten**
½ Essl. Reform-Pflanzenfett
100 g frische süsse Erbsen, enthülst
1 dl Gemüsebrühe
Majoran, Thymian, Liebstöckel, Petersilie, Schnittlauch
150 g in Scheiben geschnittene Karotten, nach dem obigen Rezept für gedämpfte Karotten zubereitet.

Erbsen kurz im Pflanzenfett dünsten, Gemüsebrühe beifügen, weich kochen. Würzen. Karotten und Erbsen mischen oder auf der Platte abwechslungsweise anrichten.

**Erbsen auf französische Art**
¼ Salatkopf oder Lattich
150–200 g Erbsen, enthülst
1 dl Gemüsebrühe
Petersilie, Schnittlauch
Majoran, Thymian, Liebstöckel

10 g Nussmus
1 Teel. Vollkornmehl oder Reismehl

Den in feine Streifen geschnittenen Salatkopf oder Lattich zusammen mit den Erbsen in der Gemüsebrühe auf ganz kleinem Feuer dämpfen, bis sie weich sind. Würzen. Nussmus mit Vollkornmehl mischen, dazugeben und kurz aufkochen.

**Kefen (Zuckererbsen), gedämpft**
200 g Kefen
1 dl Gemüsebrühe
1 Prise Zucker (Succanat)
etwas Petersilie oder Liebstöckel
Schnittlauch. Majoran, Thymian
frische Butter oder Pflanzenmargarine
oder Nussmus

Kefen und Kräuter in der Gemüsebrühe zugedeckt ½ bis ¾ Std. dämpfen. Würzen und beim Anrichten frische Butter* oder Pflanzenmargarine oder Nussmus darübergeben.

**Grüne Bohnen mit Tomaten**
½ Essl. Reform-Margarine
½ Zwiebel
250 g Bohnen
wenig Knoblauch
Bohnenkraut, Petersilie
1–2 Tomaten
etwas Kümmel, Majoran, Liebstöckel

Die gehackte Zwiebel in der Reform-Margarine dünsten. Die Bohnen, die in kleine Würfel geschnittenen Tomaten und die Kräuter beifügen und ca. 1 Std. dämpfen, wenn nötig etwas Wasser zugeben. Würzen.

**Sellerie, gedämpft***
½ Essl. Reform-Margarine
½ Zwiebel
½ Sellerie
1 dl Gemüsebrühe
etwas Zitronensaft, Majoran
1 Teel. Mandelpüree
feinste Apfelscheibchen, Nüsse

Die gehackte Zwiebel in der Reform-Margarine dünsten, den in kleine viereckige Scheiben geschnittenen Sellerie mit der Gemüsebrühe beifügen und in ½–¾ Std. weich kochen. Würzen. Zum Verfeinern Mandelpüree beifügen und nach Wunsch auch einige Apfelscheibchen mitdämpfen. Zum Schluss mit gehackten Nüssen bestreuen.

**Sellerie mit Béchamelsauce***
1 kleinen Sellerie wie oben zubereiten und zuletzt mit einer Béchamelsauce (Rezept Seite 95 oder 96) vermischen.

* Bei strenger natriumfreier Diät weglassen.

**Schwarzwurzeln, gedämpft**
ca. 250 g Schwarzwurzeln, gerüstet
½ Essl. Reform-Pflanzenfett
½ Zwiebel
½ dl Milch* oder Sesamrahm
1 dl Gemüsebrühe
Zitrone, Liebstöckel, Lorbeer,
Gewürznelke, Basilikum
wenig Miso
Petersilie, Schnittlauch

Schwarzwurzeln in fingerlange Stücke schneiden, in die Pfanne legen. Die im Pflanzenfett gedämpfte, klein gehackte Zwiebel darübergeben, Milch und Gemüsebrühe darübergiessen, würzen und das Gemüse auf kleiner Flamme 1 Std. kochen. Beim Anrichten frische Petersilie und Schnittlauch darüberstreuen.

**Randengemüse (Rote Bete)**
Wurzelspitzen und Blätter bis ca. 2 cm abschneiden, gut waschen, ohne die Haut zu verletzen.
350 g Randen
1 dl Gemüsebrühe
1 Prise Fruchtzucker
¼ Lorbeerblatt, Liebstöckel, Kümmel,
Muskat
ganz wenig Knoblauch, Petersilie

etwas Zitronensaft, Zitronenmelisse
1 Essl. Vollkornmehl oder Reismehl, kalt angerührt
1 Essl. Mandelpüree

Die Randen im Dampfkochtopf in ca. 25 Min. weich kochen. Schälen und in feine Scheiben schneiden. In der Gemüsebrühe mit den Kräutern und Gewürzen gut mischen und ¼ Std. leicht kochen. Zum Binden das Vollkornmehl darunterrühren und am Schluss das Mandelpüree beifügen.

**Topinambur**
250 g Topinambur
etwas Gemüsebrühe
Basilikum
1 Teel. Mandelpüree

Die Topinambur wie Kartoffeln in der Schale (Rezept Seite 88) kochen. Schälen, in Scheiben schneiden und in der Gemüsebrühe weich dämpfen. Würzen und zum Verfeinern das Mandelpüree daruntermischen.
Man kann die Topinambur auch mit Béchamelsauce (Rezept Seite 95 oder 96) und etwas geriebenem Käse anrichten.

**Tomatengemüse**
4–5 Tomaten
½ Essl. Reform-Pflanzenfett
½ Zwiebel
Fruchtzucker
ein wenig Knoblauch
Rosmarin, Majoran, Basilikum
evtl. 1 Essl. Maizena
Petersilie oder Schnittlauch oder Dill

Zwiebel und Fruchtzucker im Pflanzenfett in der Bratpfanne leicht bräunen. Die Tomaten mit kochendem Wasser überbrühen und schälen, in Stücke schneiden, zu den Zwiebeln geben und mitdämpfen, bis sie etwas eingekocht sind. Knoblauch und Gewürze beifügen und fertig kochen; zum Binden das Maizena daruntermischen. Über die angerichteten Tomaten reichlich gehackte Petersilie oder andere Kräuter streuen.

**Tomaten, gedämpft**
2–3 Tomaten
10 g Reform-Pflanzenfett oder Butter
½ Zwiebel, gehackt
Provence-Kräuter (Basilikum, Rosmarin, Thymian, Salbei), Petersilie
Die Zwiebel ohne Fett leicht anziehen lassen. Die halbierten Tomaten auf ein eingefettetes Blech oder in die feuerfeste Form legen. Kleine Stücklein Pflanzenfett oder Butter auf jede Tomatenhälfte geben, ebenso die gedünstete Zwiebel und die Kräuter darüberverteilen. Im Ofen kurz dämpfen.
Nach Belieben werden einige Tomaten gemixt oder ganz fein gehackt, mit Rahm vermischt, rasch aufgekocht und über die angerichteten Tomaten verteilt.

**Tomaten, gefüllt**
2–3 Tomaten
1 Teel. Reis pro Tomate
Butter oder Pflanzenmargarine oder Nussmus
etwas Zwiebel und Knoblauch
Rosmarin, Majoran, Thymian, Basilikum
Lorbeer, Muskat
evtl. Gemüsebrühe

Von den Tomaten den Deckel abschneiden und aushöhlen. Das Tomatenmark hacken und mit 1 Teel. ungekochtem Reis und den Kräutern und Gewürzen vermischen. Die Masse einfüllen, Butterflöckchen oder Pflanzenmargarine oder Nussmus daraufgeben und die abgeschnittenen Deckel aufsetzen. Im Ofen bei guter Unterhitze 20–30 Min. backen.

**Tomaten à la provençale**
2 Tomaten
1 Essl. gehackte Petersilie
1 Essl. Paniermehl (Brösel) oder Reispaniermehl

Tomaten halbieren, auf ein Blech geben. Paniermehl und Petersilie mischen und mit einem Löffel auf die Tomaten verteilen. Im Ofen 15 Min. backen.

**Zucchetti-Tomatengemüse**
½ Essl. Reform-Pflanzenfett
½ Zwiebel, gehackt
300 g Zucchetti
50 g Tomaten
Knoblauch, Rosmarin, Majoran, Thymian, Basilikum
Petersilie, Schnittlauch, Dill
evtl. etwas Maizena
1 Teel. Mandelpüree

Zwiebel im Pflanzenfett anziehen lassen. Zucchetti in Würfel schneiden, Tomaten schälen und ebenfalls in Würfel schneiden. Beide Gemüse zugeben und weich schmoren. Würzen. Wenn sich zu viel Flüssigkeit gebildet hat, wird etwas angerührtes Maizena und 1 Teel. Mandelpüree zuletzt beigefügt.

**Peperoni, grüne, gelbe oder rote**
Sie eignen sich sehr gut als Beigabe zu anderen Gerichten.
150–200 g Peperoni
½ Essl. Reform-Pflanzenfett
½ Zwiebel, gehackt
Knoblauch, Rosmarin, Majoran, Thymian, Basilikum, Petersilie

Peperoni in Streifen schneiden und zusammen mit Zwiebel, Kräutern und Gewürzen in der Bratpfanne im Pflanzenfett zugedeckt ½ Std. dämpfen.

**Ratatouille**
50 g Peperoni
100 g Zucchetti
50 g Auberginen
1 Tomate
½ Zwiebel, gehackt
wenig Knoblauch
1 Essl. Reform-Pflanzenfett
Rosmarin, Majoran, Thymian, Basilikum, Petersilie

Peperoni, Zucchetti, Aubergine und Tomate (geschält) in Würfel schneiden. Zwiebel und Knoblauch im Pflanzenfett dämpfen, Gemüse beigeben und 1 Std. zugedeckt dämpfen. Würzen. Wenn zu viel Saft entsteht, abgedeckt einkochen lassen.

**Auberginen**
Die Auberginen waschen, evtl. schälen
1 Essl. Reform-Pflanzenfett
400–500 g Auberginen
evtl. etwas Gemüsebrühe
wenig Kelpamare**
1–2 Tomaten

Die gewaschenen, evtl. geschälten Aubergines in Würfelchen schneiden und im Pflanzenfett dünsten und weich dämpfen. Mit etwas Kelpamare** würzen. Mit einigen Tomatenhälften oder mit etwas Tomatengemüse garnieren.

** Bei strenger, natriumfreier Kost weglassen.

**Artischocken**
1 Artischocke
¾ l Wasser
1 Essl. Zitronensaft
1 Prise Steinsalz**

Die Stängel dicht an den Artischocken abschneiden. Die untersten harten Blätter entfernen und die Spitzen abschneiden. Halbieren und Blüte herausschneiden, unter dem laufenden Wasser waschen und Schnittfläche mit Zitronensaft einreiben. Wasser zum Kochen bringen, Zitronensaft und Meersalz beifügen und die Artischocke darin weich kochen, ca. ¾ Std. abtropfen lassen und auf warmer, mit Serviette belegter Platte anrichten.

Mit Joghurtsauce* (Rezept Seite 71) oder mit Mandelpüree- oder Ölsauce servieren.

** Bei strenger, natriumfreier Kost weglassen.

**Spargeln**
½ Bund Spargeln
1 l Wasser
1 Prise Meersalz**
geriebener Käse*
Nussmus

Die Spargeln waschen und grosszügig schälen. Grüne Spargeln kann man fast ganz belassen. Wasser zum Kochen bringen, die Spargeln in 20–30 Min. weich kochen (grüne brauchen viel weniger lang), mit dem Schaumlöffel herausnehmen und auf einer mit Serviette belegten Platte anrichten. Geriebenen Käse darüberstreuen und mit flüssigem Nussmus begiessen.
Als Variante Sauce Vinaigrette (siehe Rezept Seite 97) dazu servieren.

** Bei strenger, natriumfreier Kost weglassen.

**Blumenkohl oder Brokkoli**
(nur aus biologischem Anbau)
1 kleiner Blumenkohl oder Brokkoli (250 g)
1 Teel. Reform-Pflanzenfett
1 Knoblauchzehe
1 dl Gemüsebrühe
Pfeffer
Pinienkerne oder Mandelsplitter

Blätter und Strunk unter der Blume abschneiden. Strunk schälen und in grössere Stücke schneiden, Blume in Röschen teilen. Die gehackte Knoblauchzehe im Pflanzenfett hell dünsten, Blumenkohl oder Brokkoli beifügen und kurz mitdünsten. Mit der Gemüsebrühe ablöschen und etwa 5 Min. köcheln lassen. Mit Pfeffer würzen. Pinienkerne oder Mandelsplitter ohne Fett kurz in der Bratpfanne rösten und über das Gemüse verteilen.

**Kohlrabi mit Kräutern**
1 Kohlrabi
1 dl Gemüsebrühe
1 Essl. zarte Kohlrabiblätter, gehackt
1 Essl. Rahm* oder Sesamrahm (Rezept Seite 73)
Béchamelsauce (Rezept Seite 95 oder 96)

Kohlrabi in 4 Stücke, dann in feine Scheibchen schneiden und in der Gemüsebrühe zugedeckt ½–¾ Std. kochen, zuletzt die Kohlrabiblätter und den Rahm beifügen.
Die Béchamelsauce mit verschiedenen gehackten Kräutern vermischen und über die fertiggekochten Kohlrabi anrichten.

**Rosenkohl, gedämpft**
½ Essl. Reform-Pflanzenfett
200 g gereinigter Rosenkohl
1 dl Gemüsebrühe
Muskat, Basilikum

Den Rosenkohl im Pflanzenfett leicht dämpfen, Gemüsebrühe beifügen und ½ Std. weich dämpfen. Würzen. Evtl. beim Anrichten etwas flüssige Butter darübergeben.

**Kohl oder Weisskraut, gedämpft**
(bei Blähsucht meiden. Alle Kohlarten gut kauen, roher Kohlsaft stets erlaubt!)
½ Essl. Reform-Pflanzenfett
½ Zwiebel, gehackt
250 g junger Kohl
1 dl Gemüsebrühe
evtl. etwas Kelpamare*
Muskat, Kümmel, 1 Prise Meersalz**
Basilikum oder Liebstöckel

Zwiebel im Pflanzenfett dünsten, den in 2 cm Streifen geschnittenen Kohl beifügen, dämpfen, bis das Gemüse zusammenfällt. Mit Gemüsebrühe ablöschen und auf kleinem Feuer ½ Std. weich kochen. Würzen.
Grüner, ausgewachsener Kohl muss zuerst kurz in Wasser abgewellt werden.

** Bei strenger, natriumfreier Kost weglassen.

**Kohl, gehackt**
(bei Blähsucht meiden)
200 g Kohl
1 l Wasser
½ Essl. Reform-Pflanzenfett
etwas Knoblauch
1 kleiner Essl. Mehl
1 dl Gemüsebrühe oder halb Milch, halb Gemüsebrühe
1–2 Essl. Rahm* oder Sesamrahm (Rezept Seite 73)
wenig Kelpamare**, Muskat, Kümmel, Petersilie

Kohl in 4 Stücke schneiden, im Wasser weich kochen, dann abtropfen lassen und fein hacken. Im Pflanzenfett kurz dünsten, etwas fein gehackten Knoblauch und Mehl darüberstreuen und ¼ Std. kochen, dann Gemüsebrühe oder Milch beifügen und heiss werden lassen. Würzen. Mit Rahm verfeinern.

** Bei strenger, natriumfreier Kost weglassen.

**Rotkraut**
(bei Blähsucht meiden)
½ Essl. Reform-Pflanzenfett
250 g Rotkraut
½ Essl. Zitronensaft
½ Apfel
½ Essl. Reis
1 dl Gemüsebrühe
½ dl Traubensaft oder Süssmost
1 Apfel
etwas Butter* oder Olivenöl

Das fein gehobelte Rotkraut im Pflanzenfett dünsten. Zitronensaft, den in feine Scheibchen geschnittenen Apfel sowie den Reis dazugeben und weiterdünsten. Mit Gemüsebrühe und Traubensaft oder Süssmost ablöschen und auf kleiner Flamme zugedeckt 1–1½ Std. weich dämpfen. Den zweiten Apfel schälen, in Schnitze schneiden, mit Butter bestreichen und auf einem Blech im Ofen schmoren. Zur Garnitur des angerichteten Rotkrauts.

**Lauchgemüse**
(bei Blähsucht meiden!)
200 g gerüsteter Lauch
½ Essl. Reform-Pflanzenfett
1 dl Gemüsebrühe
½ Essl. Rahm* oder Sesamrahm (Rezept Seite 73)
evtl. etwas geriebener Käse

Den Lauch in 10 cm lange Stücke schneiden, in die Bratpfanne einschichten, Pflanzenfett und Gemüsebrühe darübergeben und zugedeckt langsam schmoren. Zuletzt Rahm beifügen, evtl. geriebenen Käse darüberstreuen.

**Linsen**
150 g Linsen
2 dl Gemüsebrühe
1 besteckte Zwiebel
½ Essl. Reform-Pflanzenfett
½ Zwiebel
½ Essl. Zitronensaft oder 1 Essl. Rahm*

Linsen über Nacht einweichen und abtropfen lassen. In der Gemüsebrühe mit der besteckten Zwiebel die Linsen weich kochen. Die gehackte Zwiebel im Pflanzenfett dünsten, das Mehl darüberstreuen und zu den Linsen geben. Mit Zitronensaft oder Rahm verfeinern.
Gewisse Linsensorten (z.B. rote) brauchen nicht eingeweicht zu werden und haben eine kurze Kochzeit.

## Salate von gekochten Gemüsen

Karotten, Sellerie, Randen (Rote Bete), Bohnen, Blumenkohl, Brokkoli, Zucchetti, Mangold oder Krautstiele eignen sich besonders gut für diese Salate. Die Gemüse werden in Gemüsebrühe oder Wasser weich gekocht, abgetropft und klein geschnitten (Würfelchen, Scheibchen, Röschen, Streifen). Mit Salatsauce oder mit Vinaigrette oder Mayonnaise anmachen. Als Gewürz Zwiebeln und gehackte Kräuter.

**Kartoffelsalat**
200 g Kartoffeln
½ dl Gemüsebrühe
1 Essl. Mayonnaise (Rezept Seite 67*) oder Seiten 68, 97)
½ Essl. Zwiebeln, gehackt
Borretsch, Schnittlauch, Petersilie, Zitronenmelisse, Majoran, Thymian, Dill

Die Kartoffeln im Dampftopf weich kochen, noch heiss schälen und in Scheiben schneiden. Die heissgemachte Gemüsebrühe darübergiessen und etwas stehen lassen, dann die Mayonnaise daruntermischen. Mit Zwiebel und Kräutern würzen. Anstelle von Mayonnaise kann man Öl, Zitronensaft und Rahm gut verquirlen und mit den Kartoffeln vermischen.

**Kartoffelsalat mit Gurken**
1 grosse Kartoffel
¼ Gurke
2 Essl. Joghurtsauce (Rezept Seite 71)
½ Knoblauchzehe
Dill oder Borretsch, Schnittlauch, Petersilie, Zwiebel

Die Kartoffel wie oben beschrieben vorbereiten. Die geschälte Gurke auf grober Raffel raffeln und dazugeben. Mit Joghurtsauce vermischen und mit Zwiebel und Kräutern würzen.
Vor dem Anrichten die Salatschüssel mit der Knoblauchzehe ausreiben.

**Salade niçoise***
1 gekochte Kartoffel
1 kleine Tomate
Radieschen
einige Gurkenscheiben
1 hart gekochtes Ei*
1 Essl. Öl
½ Essl. Zitronensaft
Petersilie, Schnittlauch oder Dill, Zitronenmelisse, Borretsch
einige Kopfsalatblätter

Kartoffel, Tomate, Radieschen und das Ei in Scheiben schneiden und zusammen mit den Gurkenscheiben mit der Salatsauce aus Öl, Zitronensaft und Kräutern anmachen. Direkt vor dem Servieren die Kopfsalatblätter in breite Streifen schneiden und mit dem Salat vermischen oder den Salat auf die Kopfsalatblätter anrichten.

**Reissalat**
50 g Reis
2 dl Wasser
2 Essl. Quarksauce* (Rezept Seite 70) oder Mandelpüreesauce Seite 71)
½ Essl. Zwiebel, gehackt
¼ Tomate
Schnittlauch, Petersilie oder Basilikum
einige Salatblätter

Reis im Wasser kochen, kurz abspülen und erkalten lassen. Zwiebel, fein gewürfelte Tomate und Kräuter unter die Quarksauce geben.
Den Reis mit der Sauce vermischen und auf Salatblätter anrichten.

**Selleriesalat** mit Soja-Mayonnaise**
½ kleiner Sellerie
½–1 Essl. Zitronensaft
2 Baumnüsse
evtl. ¼ Apfel
1 Essl. Soja-Mayonnaise (Rezept Seite 71)

Die rohe Sellerieknolle in streichholzdünne Streifen schneiden oder hobeln. Zitronensaft darüberträufeln, um ein Braunwerden zu verhindern. Die grob gehackten Baumnüsse und den geraffelten Apfel dazugeben und mit der Mayonnaise vermischen.

** Bei strenger, natriumfreier Kost weglassen.

**Gemüsesülzchen**
2½ dl Gemüsebrühe
2 g Agar-Agar
einige Tropfen Zitronensaft
etwas Kelpamare**
frische Gurkenscheiben
Tomatenwürfelchen
gekochte Brokkoliröschen
gekochte Erbsen
gekochte, klein geschnittene Bohnen

Agar-Agar ist ein pflanzliches Gallertpulver, das anstelle der tierischen Gelatine für Gemüse- und Fruchtköpfchen, Saucen und Puddings usw. verwendet wird.
Das Agar-Agar-Pulver in die lauwarme Gemüsebrühe geben und langsam erhitzen, bis das Geliermittel gut aufgelöst ist. Mit Zitronensaft und Kelpamare würzen. In ausgespülte Förmchen etwas Sulze einfüllen, fest werden lassen. Mit Gemüsescheibchen garnieren, wieder Sulze darübergeben, fest werden lassen usw., bis die Förmchen gefüllt sind.
Die erkalteten Sülzchen stürzen und auf Salatblättern servieren.

** Bei strenger, natriumfreier Kost weglassen.

## Kartoffelgerichte

**Kartoffeln in der Schale (Pellkartoffeln)**
3–4 kleine Kartoffeln
Wasser
Kartoffeln abbürsten und waschen. Pfanne mit gelochtem Einsatz oder Drahtsieb mit Wasser bis zum Einsatz füllen, Kartoffeln hineingeben, zudecken und 30–40 Min. kochen. Im Dampfkochtopf sind sie in 8–10 Min. weich.

**Backkartoffeln**
3–4 kleine Kartoffeln
1 Essl. Olivenöl
Butter oder Nussmus

Die Kartoffeln abbürsten, waschen. Auf der oberen Seite die Haut 3–4-mal einritzen, mit Öl bepinseln und auf eingefettetem Blech bei mittlerer Hitze 30–40 Min. backen. Auf die fertigen Kartoffeln je ein Stückchen Butter* oder Nussmus geben.

**Quarkkartoffeln***
3–4 kleine Kartoffeln
50 g Magerquark
1–2 Essl. Milch oder Rahm
Schnittlauch oder Kümmel oder Majoran
1 Prise Meersalz

In die obere Seite der Kartoffeln eine Rille schneiden und zubereiten wie Backkartoffeln. Für die Füllung Quark mit Milch oder Rahm schaumig rühren und Gewürze beifügen. Mit einem Löffel über die Rille der gebackenen Kartoffeln verteilen oder mit dem Dressiersack aufspritzen.

**Kümmelkartoffeln**
2–3 mittelgrosse, längliche, schmale Kartoffeln
1 Teel. Kümmel
1 Essl. Olivenöl

Die Kartoffeln abbürsten, waschen und durch die schmale Mitte halbieren. Kümmel auf die Schnittflächen streuen. Die Kartoffeln mit der Schnittfläche nach unten auf ein gefettetes Blech legen, mit Öl bepinseln und ¾ Std. bei mittlerer Hitze backen.

**Bouillonkartoffeln**
250 g Kartoffeln
1–2 dl Gemüsebrühe
Liebstöckel, Thymian

**10 g Butter* oder Pflanzenmargarine oder Nussmus**
Kartoffeln waschen, schälen, halbieren oder in Stücke schneiden und in der Gemüsebrühe mit den Gewürzen weich kochen. Butter oder Pflanzenmargarine

oder Nussmus über die angerichteten Kartoffeln verteilen.

**Rahmkartoffeln***
200 g Kartoffeln
Zwiebel, gehackt
1 dl Gemüsebrühe
½ dl Rahm, evtl. Milch
Thymian, Muskat
Petersilie

Kartoffeln schälen, in Scheibchen schneiden, zusammen mit der Zwiebel ohne Fett kurz anziehen lassen und mit der Gemüsebrühe und den Gewürzen weich kochen, würzen. Zuletzt Rahm oder Milch beifügen. Die angerichteten Kartoffeln mit gehackter Petersilie bestreuen.

**Kartoffeln mit Tomaten**
200 g Kartoffeln
½ kleine Zwiebel
1 dl Gemüsebrühe
1 kleine Tomate
1 Essl. Rahm* oder Sesamrahm
(Rezept Seite 73)
Majoran oder Rosmarin oder Thymian

Die gehackte Zwiebel und die geschälten, in Scheiben geschnittenen Kartoffeln ohne Fett kurz anziehen lassen, dann mit der Gemüsebrühe halbweich kochen. Die geschälte Tomate in Schnitze schneiden, beifügen und fertig kochen. Würzen. Zuletzt Rahm oder Sesamrahm dazugeben.

**Kartoffelschnee**
4 Kartoffeln
Wasser
getrocknete Tomaten
Zwiebelringlein
Butter* oder Pflanzenmargarine oder Nussmus

Kartoffeln waschen, schälen, in Stücke schneiden und im Dampf mit wenig Wasser weich kochen. Durch die Kartoffelpresse direkt auf eine warme Platte spritzen. Flüssige Butter oder Pflanzenmargarine oder Nussmus darübergeben und mit fein geschnittenen getrockneten Tomaten oder goldgelb gedämpften Zwiebelringlein garnieren.

**Kartoffelpüree**
4 Kartoffeln
wenig Wasser
1 dl Milch
Muskat
evtl. 1 Essl. Rahm* oder Olivenöl
fein gehackter Majoran,
fein gehackter Kümmel
etwas Knoblauch
getrocknete Tomaten
Zwiebelringe

Kartoffeln schälen, in Stücke schneiden und im Dampf weich kochen. Durch die Kartoffelpresse passieren. Milch erwärmen, das Kartoffelpüree dazugeben, schaumig rühren und würzen. Evtl. mit Rahm verfeinern. Auf heisse Platte anrichten und mit den fein geschnittenen getrockneten Tomaten oder mit goldgelb gerösteten Zwiebelringen garnieren.

**Kartoffelpfluten**
4 Kartoffeln
1 dl Milch
10 g Butter* oder Olivenöl
10 g Butter* oder Nussmus
Muskat

Die Kartoffeln zubereiten wie Kartoffelpüree, mit Muskat würzen. Kleine Schöpfkelle in heisse Butter tauchen, Pfluten ausstechen und auf heisser Platte anrichten. Weitere Butter oder Nussmus darübergeben.

**Schmorkartoffeln**
2 kleine Kartoffeln
wenig Wasser
1 dl Gemüsebrühe
1–2 Essl. Rahm* oder Sesamrahm
(Rezept Seite 73) oder Nussmus

Muskat, Thymian
Petersilie

Kartoffeln schälen und halbieren, im Dampf halbweich kochen. Mit der Schnittfläche nach unten in eine feuerfeste Platte legen. Gemüsebrühe darübergiessen, würzen und im Ofen schmoren, bis die Flüssigkeit eingekocht ist. Rahm oder Nussmus darübergeben und mitschmoren, bis die Kartoffeln leicht gebräunt sind. Mit der Schnittfläche nach oben anrichten und mit gehackter Petersilie bestreuen.

**Prinzesskartoffeln***
3 Kartoffeln
wenig Wasser
1 Essl. salzlosen Käse oder Quark
½ Essl. Reform-Pflanzenfett
1 dl Milch
1 Ei
2 Essl. Milch
1 Essl. Rahm, oder Milch
Butterstückchen
Muskat, fein gehackter Majoran

Die Kartoffeln im Dampf kochen, schälen und in dicke Scheiben schneiden. Diese in eine feuerfeste Form geben und den geriebenen Käse oder Quark daruntermischen. Würzen. Das Pflanzenfett und die Milch darübergeben und im Ofen 10 Min. backen. Das verquirlte Ei mit Milch und Rahm mischen und darübergiessen. Die Butterstückchen darauf verteilen und die Kartoffeln im Ofen 10–15 Min. fertig backen.

**Kartoffelschnitten mit Spinat***
1 grosse Kartoffel
1 dl Gemüsebrühe
100 g Spinat
etwas Butter oder Pflanzenmargarine oder Nussmus
Knoblauch, Petersilie, Schnittlauch
evtl. Pfefferminze oder Salbei,
Muskat

Die geschälte Kartoffel der Länge nach in 1 cm dicke Scheiben schneiden und sorgfältig weich kochen. Auf ein bebuttertes Blech legen. Den Spinat zubereiten wie Blattspinat (Rezept Seite 80), würzen und auf die Kartoffeln verteilen. Evtl. geriebenen Käse darüberstreuen und Butter oder Pflanzenmargarine oder Nussmus in kleinen Stückchen darauflegen. Kurz im Ofen überbacken.

**Lyoner Kartoffeln**
1 Essl. Reform-Margarine
½ Essl. Olivenöl
3 kleine Kartoffeln
1 kleine Zwiebel

Reform-Margarine und Öl erhitzen. Die geschälten, in Scheiben geschnittenen Kartoffeln im heissen Fett halbweich kochen. Die in Streifen geschnittene Zwiebel beifügen und fertig backen.

**Kartoffelstängelchen (roh gebraten)**
3 grosse Kartoffeln
½ Essl. Reform-Margarine oder
½ Essl. Olivenöl
Muskat, Rosmarin

Die Kartoffeln schälen, in Stängelchen schneiden und in einem Tuch trocknen. Margarine oder Öl erhitzen und die Stängelchen hineingeben. Kurze Zeit zugedeckt und dann etwa ½ Std. abgedeckt weiterbraten. Würzen.

**Kartoffel-„Gulasch"**
1 Zwiebel
1 grosse Kartoffel
1 grüne Peperoni
1–2 dl Wasser
Majoran, Thymian, Rosmarin,
Petersilie

Zwiebel und Kartoffel in kleine Würfel, Peperoni in Stücke schneiden und zusammen, mit dem Wasser bedeckt, in ca. 15 Min. weich kochen. Kräftig würzen und anrichten.

**Ayurvedische Kartoffeln**
(ein apartes, sehr aromatisches Gericht, für 3–4 Portionen)
5 grosse Kartoffeln
½ Soja-Drink
1 Packung Soja-Crème (Ersatz für Crème fraîche)
je 1 Bund frischer Dill, frischer Schnittlauch, frische Petersilie
½ Zitrone, ausgepresst
1–2 Teel. Kurkuma
½ Teel. Curry
wenig Sojasauce

Die gut gebürsteten Kartoffeln in dicke Scheiben schneiden und ca. 5 Min. kochen. Inzwischen in einer Pfanne den Soja-Drink, vermischt mit der Soja-Crème, langsam erhitzen (auf keinen Fall kochen!). Kurkuma nach Geschmack und Curry darunterrühren und mit Sojasauce abschmecken. Die Kartoffelscheiben in die Sauce legen und ca. 10 Min. leicht köcheln lassen. Zum Schluss die frischen klein gehackten Kräuter über die Kartoffeln streuen und sofort servieren.

## Getreidespeisen

**Japanischer Reis**
80 g Vollkornreis
1½–2 dl Gemüsebouillon
10 g Butter oder Pflanzenmargarine oder Nussmus
1 kleine geschälte Zwiebel, mit Lorbeerblatt und Gewürznelke besteckt

Den Reis in die kochende Bouillon mit besteckter Zwiebel geben und 40 Min. kochen. Erkalten lassen, Zwiebel entfernen. Den Reis im Ofen wieder heiss werden lassen und beim Anrichten erwärmte Butter oder Pflanzenmargarine oder Nussmus darübergeben.

**Risotto**
80 g Vollkornreis
½ Essl. Reform-Margarine
1 Essl. Zwiebel, gehackt
2 dl Gemüsebrühe oder Wasser
getrocknete Pilze
frische Kräuter nach Geschmack, Rosmarin
10 g frische Butter* oder Pflanzenmargarine oder Nussmus

Zwiebel in der Margarine anziehen, Reis beifügen und dünsten, bis er glasig ist. Gemüsebrühe oder Wasser heiss dazugeben und „al dente" (30–40 Min.) kochen. Die fein gehackten, getrockneten Pilze und Kräuter beigeben und etwas mitkochen. Zuletzt Butter oder Pflanzenmargarine oder Nussmus mit der Gabel daruntermischen.

**Safranreis**
Zubereitung wie Risotto. Eine Messerspitze Safranpulver mit etwas Bouillon auflösen und beifügen.

**Riz creol mit Gemüsen**
½ Essl. Reform-Pflanzenfett
80 g Vollkornreis
2 Essl. Gemüse, sehr fein gewürfelt (Lauch, Sellerie**, Karotten)
2 dl Gemüsebrühe
frisch gehackte Kräuter nach Geschmack

Reis und Gemüse andämpfen, heisse Gemüsebrühe und die Kräuter dazugeben und 30–45 Min. kochen.

** Bei strenger natriumfreier Diät weglassen.

**Tomatenreis**
80 g Vollreis
½ Essl. Reform-Margarine
1 Essl. Zwiebel, gehackt
wenig Knoblauch, ausgepresst
1 grosse Tomate
ca. 1 dl Gemüsebrühe
Rosmarin, Majoran, Muskat

evtl. Basilikum
etwas Vollzucker (Succanat)
10 g Butter* oder Pflanzenmargarine

Zwiebel und Knoblauch in der Margarine anziehen, Reis beifügen und dünsten, bis er glasig ist. Geschälte, in Würfel geschnittene Tomate beigeben. Gemüsebrühe dazugiessen, Gewürze beifügen und 30–45 Min. kochen. Zuletzt frische Butter oder Pflanzenmargarine daruntermischen.

**Reis mit Zucchetti**
½ Essl. Reform-Pflanzenfett
80 g Vollreis
1 Essl. Zwiebel, gehackt
150 g zarte Zucchetti
1 ½ dl Gemüsebrühe oder Wasser
frisch gehackter Dill
10 g Butter* oder Pflanzenmargarine oder Nussmus

Zucchetti in Würfel schneiden. Weitere Zubereitung wie Tomatenreis (s. oben).

**Reis mit Spinat****
80 g Vollkornreis
½ Essl. Reform-Margarine
100 g Spinat
etwas Zwiebel, gehackt
2 dl Gemüsebrühe oder Wasser
Muskat und Pfefferminze
10 g frische Butter* oder Pflanzenmargarine oder Nussmus

Spinat grob schneiden. Weitere Zubereitung wie Tomatenreis (s. oben).

** Bei strenger natriumfreier Diät weglassen

**Reis mit Erbsen (Risi bisi)**
80 g Vollkornreis
150 g zarte Erbsen, enthülst
½ Essl. Reform-Margarine
etwas Zwiebel, gehackt
je 1 Prise Fruchtzucker und Steinsalz**
½ dl Gemüsebrühe
etwas Zwiebel, gehackt
1 ½–2 dl Wasser
10 g Butter oder Pflanzenmargarine oder Nussmus
Petersilie

Zwiebel mit Fruchtzucker und Meersalz in der Margarine dünsten. Die Erbsen beifügen und leicht mitdämpfen, dann Gemüsebrühe zugiessen und die Erbsen weich kochen. In einer separaten Pfanne einen Risotto (nach obigem Rezept) zubereiten. Zuletzt die gekochten Erbsen daruntermischen. Über den angerichteten Reis Butter oder Pflanzenmargarine oder Nussmus und gehackte Petersilie geben.

** Bei strenger, natriumfreier Kost weglassen.

**Reisauflauf mit Tomaten**
½ Essl. Reform-Pflanzenfett
80 g Vollreis
2 kleine Tomaten
etwas Zwiebel, gehackt
2 Essl. Gemüse (Lauch, Sellerie*, Karotten)
1 ½ dl Gemüsebrühe
1 Prise Meersalz**
Petersilie, Liebstöckel
10 g Butter oder Pflanzenmargarine

Zwiebel und sehr fein gewürfeltes Gemüse kurz dünsten, den Reis beifügen und glasig werden lassen. Mit heisser Gemüsebrühe ablöschen, würzen und 30–45 Min. kochen. Den fertigen Reis und die in Scheiben geschnittenen Tomaten lagenweise in eine feuerfeste Form schichten, mit Flöckchen von Butter oder Pflanzenmargarine belegen und 10 Min. im Ofen backen.

** Bei strenger, natriumfreier Kost weglassen.

**Indisches Reisgericht**
80 g Vollkornreis
2 dl Gemüsebrühe
1 kleine Banane

1 kleiner Apfel
1 Essl. Rosinen
1 Teel. Sonnenblumenkerne
1 Teel. Sesamsamen
Safran, Curry, frische Ingwerwurzel

Reis mit Gemüsebrühe nicht ganz weich kochen (ca. 30–40 Min.). Die in Scheiben geschnittene Banane, den geschälten und blättrig geschnittenen Apfel samt Rosinen unter den Reis mischen und 5–10 Min. weiter kochen. Nach Geschmack mit Safran, Curry und geriebener Ingwerwurzel würzen. Sonnenblumenkerne und den ohne Fett leicht gerösteten Sesam darüberstreuen.

**Griessbrei***
50 g Griess
3 dl Milch
2 dl Wasser
1 Essl. Sesamrahm (Rezept Seite 73)
je 1 Essl. Fruchtzucker und Zimt

Griess in die kochende Flüssigkeit einrühren und 15–20 Min. kochen. Über den angerichteten Griessbrei den Rahm verteilen und mit Fruchtzucker mit Zimt gemischt bestreuen.

**Griessgnocchi***
50 g Griess
ca. 3 dl Milch
Muskat
1 Ei
½ dl Milch
2 Essl. Rahm
1 Essl. Schnittlauch
1 Essl. salzloser Käse
10 g Butter* oder Nussbutter

Griess in die kochende Milch einrühren, mit Muskat würzen und 15–20 Min. kochen. Auf einem Brett ca. 1½ cm dick ausstreichen, erkalten lassen und runde Plätzchen ausstechen. Zuerst die Abfallstückchen in eine bebutterte Auflaufform geben und dann die runden Plätzchen schön darüber anordnen. Ei mit Milch und Rahm verquirlen und darübergiessen, Schnittlauch, geriebenen Käse und die Butterflöckchen darüberverteilen. Im Ofen langsam backen, bis die Eimasse fest ist.

**Polenta**
½ Essl. Olivenöl
50 g Maisgriess, mittelfein
3 dl Wasser
Muskat
½ Essl. frische Butter* oder
Pflanzenmargarine oder Nussmus

Die Pfanne mit dem Öl einölen. Wasser zum Kochen bringen und den Mais einrühren. 5 Min. auf schwachem Feuer unter stetigem Rühren kochen. Würzen und 45–60 Min. auf kleinem Feuer fertigkochen. Zuletzt Butter oder Pflanzenmargarine oder Nussmus untermischen. Nach Belieben können auch ohne Fett geröstete Zwiebelscheiben darübergegeben werden.

**Maisschnitten**
50 g Mais
20 g Griess* oder Reismehl
3½ dl Wasser
1 Esslöffel Reform-Pflanzenfett
Muskat
Schnittlauch, Petersilie, Basilikum

Mais, Griess und Wasser zu Polenta verarbeiten, würzen. Den fertigen Brei auf einem Brett etwa 1½ cm dick ausstreichen, erkalten lassen. Verschobene Vierecke schneiden und im erhitzten Fett beidseitig goldgelb backen.

**Hirsotto**
½ Essl. Reform-Pflanzenfett
50 g Hirse
1 Essl. Zwiebel, gehackt
1½ dl Gemüsebrühe
½ Zwiebel

Zwiebel und heiss abgespülte Hirse im Pflanzenfett glasig dünsten, die heisse

Gemüsebrühe beifügen und 20 Min. kochen. Beim Anrichten Zwiebelstreifen oder Zwiebelringe, ohne Fett geröstet, darüberverteilen.

**Hirsotto mit Gemüse**
40 g Hirse
1 Essl. Zwiebel, gehackt
2 Essl. Gemüsewürfelchen
(Lauch, Sellerie**, Karotten oder
Karotten und Erbsen)
1 ½ dl Gemüsebrühe
etwas Kelpamare**
Rosmarin
evtl. 1 Essl. geriebener salzloser Käse
10 g frische Butter oder Nussmus

Zwiebel, Gemüsewürfelchen und heiss abgespülte Hirse glasig dünsten. Heisse Gemüsebrühe dazugiessen, würzen und 20 Min. kochen. Beim Anrichten evtl. geriebenen Käse und Butter- oder Nussmus-Flöckchen darübergeben.

** Bei strenger natriumfreier Diät weglassen

**Schrotbrei**
2 Essl. Schrot (Weizen*, Hafer, Roggen)
3 Essl. Wasser

Den Schrot 12 Std. einweichen. Dann mit dem Wasser aufsetzen und 10 Min. kochen oder 1 Std. im Wasserbad kochen.

## Nudeln, Spaghetti, Makkaroni usw.*

Bei einer Heildiät sollte man keine Eierteigwaren verwenden. Es gibt ja nebst den bekannten italienischen Teigwaren aus Hartweizen* ausgezeichnete Vollkornteigwaren, Sojateigwaren, Dinkelteigwaren. Dazu findet man unzählige Saucen, die allerdings oft viel Fett (Öl, Butter, Käse, Rahm) enthalten.
Am bekömmlichsten sind die „al dente“ gekochten Teigwaren mit einer klassischen oder einfachen Tomatensauce (s. Rezepte im Kapitel Saucen).

**Spätzle oder Knöpfli (ohne Ei)***
60 g Vollkornmehl
20 g Sojamehl
1 dl Milchwasser
1 l Wasser
1 Essl. Reform-Pflanzenmargarine
Zwiebelstreifen
Schnittlauch und Petersilie

Vollkorn- und Sojamehl und Milchwasser gut mischen und klopfen, bis der Teig Blasen wirft, dann mindestens 1 Std. ruhen lassen.
Wasser zum Kochen bringen. Den Teig portionenweise durch ein grob gelochtes Sieb ins kochende Wasser streichen oder auf ein Holzbrettchen geben und mit einem Messer feine Streifen ins kochende Wasser fallen lassen. Knöpfli oder Spätzle ziehen lassen, bis sie an die Oberfläche steigen. Mit einem Schaumlöffel herausnehmen und auf einer heissen Platte anrichten. Nach Wunsch mit in Pflanzenmargarine (oder ganz ohne Fett) gerösteten Zwiebelstreifen, Schnittlauch und Petersilie verfeinern.

**Spinat*- oder Tomatenknöpfli***
70 g Vollkornmehl (davon 1/3 Sojamehl)
1 Ei*
1 dl Milchwasser
1 Handvoll Spinat, roh, gehackt
oder 1 Teelöffel Tomatenpüree
1 dl Wasser
Schnittlauch und Petersilie

Vollkorn- und Sojamehl, Ei und Wasser zu einem glatten Teig verarbeiten und 1 Std. ruhen lassen. Den Spinat oder das Tomatenpüree dem Teig beifügen, würzen mit Schnittlauch und Petersilie. Dann Knöpfli oder Spätzli zubereiten wie obiges Rezept.

** Bei strenger natriumfreier Diät weglassen.

**Haferflockenbrätlinge**
½ Essl. Reform-Margarine
1 Essl. gehackte Zwiebel
2 Essl. klein geschnittenen Lauch, Sellerie*, Spinat
50 g Haferflocken
½ dl Gemüsebrühe
Pflanzenmargarine oder Sonnenblumenöl
Pfefferminze oder Salbei

Zwiebel und Gemüse in der Margarine dünsten, Haferflocken und Gemüsebrühe beifügen und zu dicklichem Brei kochen. Würzen. Auf einem Brett ca. 1 cm hoch ausstreichen und erkalten lassen. Rechtecke schneiden. Margarine oder Öl erhitzen und die Brätlinge auf beiden Seiten goldgelb backen.

**Mürbeteig***
200 g Mehl
80–100 g Butter
1 Essl. Fruchtzucker
1 Ei

Die Butter in feinen Flocken auf das Mehl verteilen und fein reiben. Fruchtzucker und Ei beifügen, leicht kneten, bis ein glatter Teig entsteht. ½ Std. an kühlem Ort ruhen lassen.

## Saucen

Bei einer Heildiät sind die Saucen ein schwieriges Kapitel, denn fast alle Rezepte enthalten viel Fett (Butter, Öl, Rahm) sowie Käse und Eier. Auf jeden Fall sollte man die Verbindung von heissem Fett und Mehl (Béchamelsauce) meiden; diese Mischung ist für die Verdauung und die Nieren sehr belastend. Wir haben hier ein paar erlaubte Rezepte zusammengestellt, wobei einige von den klassischen abweichen – nichtsdestotrotz ausgezeichnet schmecken!

**Klassische Béchamelsauce (Rezept 1)***
½ Essl. Reform-Pflanzenfett
½ Essl. Butter
1 Essl. Mehl
½ dl Milch
½ dl Gemüsebrühe oder Wasser
1 Prise Meersalz, Muskat
frisch gemahlener weisser Pfeffer

Butter und Pflanzenfett erwärmen, das Mehl hineinsieben und leicht dünsten. Milch und Gemüsebrühe langsam unter ständigem Rühren beifügen. 20 Min. kochen. Salzen und würzen.

**Béchamelsauce ohne Ei (Rezept 2)***
Für 4 Personen:
2–3 Essl. Weizenmehl
1 l Milch
1 Lorbeerblatt
1 Essl. Gemüsebrühe
1 geriebene Zwiebel
je 1 Prise Muskat und frisch gemahlener weisser Pfeffer
gehackte Petersilie

Das Mehl ohne Fett kurz rösten, bis es duftet (es darf nicht dunkel werden), dann leicht abkühlen lassen. Unter ständigem Rühren die Milch beifügen, Lorbeerblatt, Gemüsebrühe und Zwiebel dazugeben und alles aufkochen. Würzen. Nach ca. 5 Min. das Lorbeerblatt entfernen, die Sauce anrichten und mit Petersilie bestreuen.

Aus dieser Grundsauce lassen sich viele Varianten herstellen, z. B.

**Meerrettichsauce**
zum Schluss 10 g fein geraffelten Meerrettich beigeben und die Sauce noch 5 Min. fertigkochen.

**Kapernsauce**
die fertige Sauce mit ganzen oder gehackten Kapern und Zitronensaft abschmecken.

**Olivensauce**
die Sauce mit 4–5 Essl. Tomatenmark und 2 Essl. gehackten Oliven rasch aufkochen. Evtl. mit einer Messerspitze Cayennepfeffer nachwürzen.

**Kräutersauce**
unter die fertige Sauce viel fein gehackte Kräuter wie Petersilie, Liebstöckel, Kerbel, Basilikum, Estragon, Origano usw. mischen.

**Champignonsauce**
unter die fertige Sauce 3–4 Essl. feinst gehackte rohe Champignons mischen und mit Zitronensaft abschmecken.

**Béchamelsauce (Rezept 3)**
Für 4 Personen:
2 Essl. Weizenmehl* oder Reismehl
½ l Sojamilch
1 Lorbeerblatt
1 fein geriebene Zwiebel
2 Teel. Rotes Miso
je 1 Prise Pfeffer und Paprika
gehackte Petersilie

Das Mehl ohne Fett kurz rösten, bis es aromatisch duftet. Etwas abkühlen lassen, dann unter ständigem Rühren die Sojamilch zugiessen, Lorbeerblatt und Zwiebel beifügen und alles knapp 5 Min. kochen lassen.
Das Miso darunterrühren, das Lorbeerblatt entfernen und die Sauce mit Pfeffer und Paprika abschmecken. Gehackte Petersilie darüberstreuen.
(Miso ist eine fermentierte Sojabohnenpaste, die sich ausgezeichnet zum Würzen eignet und ähnlich wie die bekannte Sojasauce schmeckt, aber kein Kochsalz enthält.)

**Tomatensauce, klassisches Rezept**
½ Essl. Reform-Pflanzenfett
1 Essl. Zwiebel
½ Knoblauchzehe, durchgepresst
2 Essl. Karotten, Sellerie**, Lauch
2 kleine Tomaten
1 Prise Vollzucker (Succanat)
1 Teel. Tomatenpüree
1 ½ dl Gemüsebrühe oder Wasser
Lorbeerblatt, Rosmarin, Thymian

Gehackte Zwiebel, durchgepressten Knoblauch und grob geschnittenes Gemüse im Pflanzenfett gut dämpfen. Die in Stücke geschnittenen Tomaten und das Tomatenpüree mitdämpfen. Gemüsebrühe oder Wasser beifügen, würzen und ½ Std. leise köcheln lassen. Auf Wunsch passieren.

** Bei strenger, natriumfreier Kost weglassen.

**Tomatensauce auf einfache Art**
3 Tomaten
wenig Miso
1 Prise Vollzucker (Succanat)
Schnittlauch, Basilikum
1 Essl. Olivenöl

Tomaten in Stücke schneiden, weich dämpfen, würzen und auf Wunsch passieren. Zum Verfeinern etwas Olivenöl beigeben.

**Zwiebelsauce**
½ Essl. Reform-Margarine
1 kleine Zwiebel
1 Essl. Mehl
1 dl Gemüsebrühe
etwas Nussmus
Muskat, Miso oder Kelpamare**

Die in Streifen geschnittene Zwiebel in der Margarine dünsten, Mehl darüberstreuen und mit Gemüsebrühe ablöschen. 20 Min. kochen. Würzen. Die fertige Sauce evtl. passieren und etwas Nussmus zum Verfeinern beigeben.

** Bei strenger, natriumfreier Kost weglassen.

**Mayonnaise, klassisches Rezept**
Für 4 Personen:
1 Eigelb
1 Essl. Zitronensaft
2 dl Öl
Zwiebel, Kräuter, wenig Kelpamare**

Das Eigelb mit einigen Tropfen Zitronensaft gut verquirlen. Unter gleichmässigem Rühren mit dem Schwingbesen das Öl tropfenweise beifügen. Wird die Mayonnaise zu dick, mit etwas Zitronensaft verdünnen. Zuletzt nach Belieben würzen.

** Bei strenger, natriumfreier Kost weglassen.

**Remouladensauce, klassisches Rezept***
Für 4 Personen:
Mayonnaise, nach obigem Rezept
1 hart gekochtes Ei, gehackt
1 Essl. Cornichons, gehackt
einige Kapern
1 Teel. Petersilie, gehackt
Tomatenwürfelchen

Die verschiedenen Zutaten mit der fertigen Mayonnaise vermischen, die Tomatenwürfelchen als Garnitur verwenden.

**Mayonnaise ohne tierisches Eiweiss**
siehe Rezept Seite 97

**Remouladensauce ohne tierisches Eiweiss**
Für 4 Personen:
Mayonnaise ohne tierisches Eiweiss (Rezept Seite 97) zubereiten und mit 1 Essl. gehackten Cornichons, einigen Kapern und gehackter Petersilie vermischen. Zum Garnieren Tomatenwürfelchen.

**Vinaigrette**
Für 4 Personen:
2 Essl. Olivenöl
2 Essl. Arachideöl
2½ Essl. Zitronensaft
2 Essl. Wasser oder Gemüsebrühe
½ Zwiebel, gehackt
1 Ei, hart gekocht, gehackt
1–2 Cornichons, gehackt oder fein gewiegt
Petersilie oder Schnittlauch
1 Essl. Tomatenwürfelchen

Öl, Zitronensaft und Gemüsebrühe sämig schwingen, dann die weiteren Zutaten beifügen, gut vermischen.

## Belegte Brötchen

Belegte Brötchen sind allgemein beliebt, als Vorspeise oder für ein sommerliches Abendessen, auch als Proviant für Wanderungen und Reisen oder als Mittagsverpflegung im Büro.
Aufstriche und Zutaten lassen sich auf immer neue Weise variieren, es stehen auch verschiedene vollwertige Brotsorten zur Verfügung, teilweise bereits vorgeschnitten. Salzloses Toastbrot sollte mindestens 1 Tag alt sein, bevor man es in dünne Scheiben schneiden kann.
Die Rezepte sind hier für 4 Personen berechnet.

## Grundaufstriche

Bei strenger Diätform die Brötchen nur mit Pflanzenmargarine bestreichen und mit Rohkost belegen.

**Guacamole (Avocadomousse)**
2 reife Avocados
Saft von ½ Zitrone
½ kleine Zwiebel, gehackt
2 Knoblauchzehen, durchgepresst
evtl. Meersalz** und weisser Pfeffer

Das herausgelöste Fruchtfleisch der Avocados mit dem Zitronensaft im Mixer pürieren. Zwiebel und Knoblauch daruntermischen und mit Meersalz und weissem Pfeffer abschmecken. Evtl. 1 Essl. Soja-Creme (anstelle von Crème fraîche*) unterziehen.

** Bei strenger, natriumfreier Kost weglassen.

**Süsse Avocadocreme**
1 reife Avocado
4 Essl. frisch gepresster Orangensaft
1 Essl. Honig
1 Messerspitze Ingwerpulver

Das herausgelöste Fruchtfleisch der Avocado zu Mus zerdrücken oder mixen und mit den anderen Zutaten vermischen. Sofort servieren.

**Quarkaufstrich mit Kräutern**
100 g Quark*
10 g Reform-Pflanzenmargarine
Kelpamare oder Miso
Kümmel oder Schnittlauch oder Kräuter wie Dill, Borretsch, Liebstöckel, Basilikum, Origano, Pfefferminze usw.

Quark und Pflanzenmargarine schaumig rühren, Gewürze und abwechslungsweise einzelne Kräuter oder eine Mischung davon daruntermischen.

**Garnituren**
Die bestrichenen Brötchen können auf folgende Arten garniert werden:
mit Karotten- oder Sellerie**-Rohkost
mit Tomaten, frischen Gurken, Radieschen, Kresse, Zwiebelringlein,
Nüssen, Petersilie, Schnittlauch usw.

** Bei strenger, natriumfreier Kost weglassen.

**Champignonschnitten***
2 Schnitten salzloses Toastbrot
½ Essl. Reform-Pflanzenfett
1 Tomate
1 Ei, hart gekocht
Champignonsauce

Toastbrot im Pflanzenfett goldgelb backen. Tomate in dicke Scheiben schneiden, kurz schmoren. Je 2 Tomatenscheiben auf die angerichteten Schnitten legen, darauf einige Eischeiben und das Ganze mit der Champignonsauce (siehe Rezept Seite 96) übergiessen.

Wir können allerdings Pilzgerichte nicht mehr empfehlen, da die Pilze das radioaktive Caesium aus den Atomkatastrophen speichern.

**Käseschnitten***
2 Vollkornbrotschnitten salzlos
½ dl Milch
½ Essl. Reform-Pflanzenfett
1 Essl. Mehl
1 dl Milch
50 g salzlosen Käse, gerieben
½ Ei

Die Brotschnitten im Mehl wenden und auf ein gut eingefettetes Blech legen. Mit Pflanzenfett, Mehl und Milch eine Béchamelsauce (Rezepte Seiten 95, 96) zubereiten. Den Käse mit der ausgekühlten Sauce vermischen und auf die Brotschnitten streichen. Im heissen Ofen etwa 10 Min. backen.

## Desserts

Diese Rezepte gelten alle für 4 Personen Desserts sollen zurückhaltend genossen werden. Zum Süssen verwendet man Honig (besonders geeignet ist der Akazienhonig) oder Ahornsirup oder Agavensaft oder Fruchtzucker oder den Vollzucker (Succanat, Panela u.ä.), der sich aber wegen seines ausgeprägten Eigengeschmacks nicht für jede Süssspeise eignet. Ganz wegzulassen sind Süssspeisen mit viel Zucker, Eiern und Rahm. Aber es gibt schmackhafte Varianten! Bei Diabetes empfehlen wir, sich an die Rezepte des Bircher-Benner Handbuchs Nr.7: „Für Diabetiker“, zu halten.

**Fruchtsalat**
2 Essl. Honig
1 dl Wasser
1–2 dl Traubensaft oder Süssmost
1–2 Essl. Zitronensaft
600 g Aprikosen oder Pfirsiche, Melonen, Äpfel, Birnen (weiche Sorte), rote Kirschen, entsteint,
alle Beerensorten

Wasser und Honig, Traubensaft und Zitronensaft aufkochen und erkalten lassen. Früchte, je nach Jahreszeit zusammengestellt, in feine Scheiben schneiden und in den Sirup geben.

**Gefüllte Melonen**
2 kleine Melonen
Fruchtsalat nach obigem Rezept

Die Melonen halbieren, aushöhlen und mit dem Fruchtsalat füllen.

**Fruchtgelee**
3 dl Wasser oder Traubensaft
1–2 Essl. Honig
10 g Agar-Agar, pulverisiert
7 dl Fruchtsaft von Orangen oder Beeren

Agar-Agar ist eine pflanzliche Gallerte, die statt der tierischen Gelatine für Gemüse- und Fruchtköpfchen, Saucen und Puddings verwendet wird.
Wasser mit Honig und Agar-Agar gut verquirlen und auf kleiner Flamme unter stetigem Rühren erhitzen, bis sich das Agar-Agar ganz aufgelöst hat. Fruchtsaft damit vermischen und sofort in Gläser oder Dessert-Coupes anrichten. Nach Belieben mit Sesamrahm (Rezept Seite 73) garnieren.

**Apfelmus**
800 g Äpfel
2 dl Wasser oder Süssmost
1–2 Essl. Honig
Zimt oder Zitronenschale
1 dl Sesamrahm (Rezept Seite 73)

Äpfel von Stiel und Fliege befreien, in Stücke schneiden, zusammen mit dem Wasser oder Süssmost und dem Honig weich kochen und passieren. Zimt oder Zitronenschale (von ungespritzten Zitronen!) daruntermischen. Zum Verfeinern Sesamrahm zum Apfelmus servieren.

**Apfel- oder Birnenkompott**
800 g Äpfel oder Birnen
2–3 dl Wasser oder Süssmost
1 Essl. Honig
abgeriebene Zitronenschale
(von ungespritzten Zitronen)
oder etwas Zimt

Äpfel oder Birnen schälen, Kerngehäuse entfernen und in Schnitze schneiden. Die Flüssigkeit zum Kochen bringen, Honig und Zitronenschale oder Zimt beifügen und die Äpfel oder Birnen darin weich kochen.

**Gefüllte Äpfel I**
800 g Äpfel
½ l Wasser oder Süssmost
1 Essl. Honig
¼ Zimtstängel
Quitten-, Himbeer- oder Johannisbeergelee
oder Rosinen und Weinbeeren mit etwas Honig

Wasser oder Süssmost mit Honig und Zimtstängel zum Kochen bringen. Äpfel schälen, halbieren, aushöhlen, portionenweise in den heissen Saft geben und langsam weich kochen. Mit dem Schaumlöffel herausheben und mit der Schnittfläche nach oben auf einer flachen Platte anrichten. Mit dem gewünschten Gelee oder mit der Rosinen-Weinbeeren-Honigmischung die Äpfel füllen.

**Gefüllte Äpfel II**
4 grosse oder 8 kleine Äpfel
4 Essl. Haselnüsse, gemahlen
2 Essl. Korinthen
4 Essl. Sesamrahm (Rezept Seite 73)

1–2 Essl. Honig
abgeriebene Zitronenschale
(von ungespritzter Zitrone)
10 g Butter oder Pflanzenmargarine oder Nussmus
1 Essl. Vollzucker
1–2 dl Süssmost

Haselnüsse, Korinthen, Sesamrahm, Honig und Zitronenschale vermischen, in die vorbereiteten Äpfel (Kerngehäuse entfernt, Schale eingeritzt) einfüllen und in eine Auflaufform geben. Butter, Pflanzenmargarine oder Nussmus und Zucker auf die Äpfel verteilen und Süssmost 1 cm hoch dazugiessen. 20–30 Min. im Ofen backen.

**Dörrobst-Salat mit Trauben und Pinienkernen**
200 g gedörrte Feigen
200 g Datteln
200 g gedörrte Äpfel
400 g weisse Trauben
Saft von 1 Zitrone
2 Essl. Honig
50 g Pinienkerne

Die Dörrfrüchte zerkleinern, die Hälfte der Trauben halbieren, die anderen auspressen. Alle Früchte in eine Schüssel geben. Den Saft der Zitrone und der Trauben mit dem Honig gut mischen, über die Früchte giessen. Vor dem Servieren kühl stellen. Die Pinienkerne trocken rösten und über den Fruchtsalat streuen.

**Erdbeercoupe**
500 g Erdbeeren
80 g Fruchtzucker
2 dl Rahm

Die Beeren mixen oder durch ein Haarsieb streichen. Fruchtzucker beifügen und mit dem geschlagenen Rahm sorgfältig mischen. Mit ganzen Beeren garnieren. Auf diese Weise können auch andere Früchte verwendet werden.

**Früchtecoupe**
250 g Früchte (Birnen, Aprikosen, Pfirsiche und Beeren)

2 dl Wasser
2 Essl. Fruchtzucker
½ Portion Vanillecreme
1 dl Rahm

Mit den Früchten, Wasser und Fruchtzucker ein Kompott kochen. Die Vanillecreme (Rezepte Seiten 101, 102) über die Früchte giessen und mit dem geschlagenen Rahm garnieren.

**Heitisturm (Heidelbeerbrei)**
(leicht stopfend)
1 kg Heidelbeeren
80–100 g Fruchtzucker
2 dl Wasser
1 Essl. Mehl* oder Reismehl
2 Essl. Wasser
30 g Butter
20 g Brotwürfelchen

Die Heidelbeeren waschen, zusammen mit Wasser und Fruchtzucker 5–10 Min. kochen. Das Mehl mit Wasser anrühren, beifügen, aufkochen und anrichten. Die Brotwürfelchen in Butter leicht rösten und darübergeben.

**Erdbeer- oder Himbeercreme**
300 g Beeren
Vanillecreme*
1–2 dl Rahm oder Sesamrahm
(Rezept Seite 73)

Eine Vanillecreme nach Rezepten Seiten 101, 102 zubereiten und mit den gemixten oder passierten Beeren vermischen. Rahm oder Sesamrahm darunterziehen oder separat dazu servieren.

**Zitronencreme**
¾ l Milch
1–2 Zitronen, ungespritzte
1 Essl. Maizena oder Pfeilwurzmehl
3 Essl. Milch

2 Essl. Honig
Rahm oder Sesamrahm (Rezept Seite 73) nach Belieben

Die dünn abgeschälte Zitronenschale mit der Milch aufkochen, das mit etwas kalter Milch angerührte Maizena oder Pfeilwurzmehl zugeben und nochmals aufkochen, Honig dazufügen, unter ständigem Schwingen zurück in die Pfanne geben und bis vors Kochen bringen. Die erkaltete Creme absieben und einige Löffel Zitronensaft dazugeben, ebenso Sesamrahm nach Belieben.

**Orangencreme**
Zubereiten wie Zitronencreme (siehe Rezept oben)

**Orangencreme (kalt gerührte)**
1 Stück Orangenschale (von unbehandelter Frucht)
1 dl Wasser
1 kleiner Teel. Agar-Agar, pulverisiert
2 dl Orangensaft
1 Teel. Zitronensaft
5 Essl. Fruchtzucker
1 Essl. Mandelpüree
2 dl Rahm* oder Sesamrahm (Rezept Seite 73)

Wasser mit Orangenschale und Agar-Agar langsam erhitzen, bis das Agar-Agar gut aufgelöst ist. Orangen- und Zitronensaft damit vermengen. Eier mit Fruchtzucker schaumig rühren und mit der Früchtecreme vermischen. Den Rahm steifschlagen und sorgfältig darunterziehen, in Coupes oder Gläser anrichten und etwa 1 Std. stehen lassen.

**Zitronencreme (kalt gerührte)**
1 Stück Zitronenschale (von unbehandelter Frucht)
1 ½ dl Wasser
1 kleiner Teel. Agar-Agar, pulverisiert
3–4 Essl. Zitronensaft
5 Essl. Fruchtzucker
1 Essl. Mandelpüree
2 dl Rahm* oder Sesamrahm (Rezept Seite 73)

Zubereitung wie Orangencreme.

**Orangensulzköpfchen**
5 dl Orangensaft
5 g Agar-Agar, pulverisiert (pflanzliche Gallerte, statt Gelatine)
1 Essl. Fruchtzucker

3 dl Orangensaft, Agar-Agar und Zucker gut verquirlen und auf kleiner Flamme unter stetigem Rühren erhitzen (nicht kochen), bis sich das Agar-Agar vollständig aufgelöst hat. Restlichen Orangensaft dazugeben und in kalt ausgespülte Förmchen anrichten. Kaltstellen.

**Sesamstängelchen***
100 g Syramena-Zucker
2 Essl. Honig
100 g Sesam, nicht gemahlen

Syramena-Zucker ist ein heller Vollrohrkristallzucker und in Bioläden erhältlich. Den Zucker in einer trockenen Pfanne erhitzen und rühren, bis ein helles Karamell entstanden ist. Den flüssigen Honig dazugiessen und gut vermischen. Sesam hineingeben und nochmals gut mischen. Die Masse in eine Form oder auf ein eingeöltes Brett giessen, leicht abkühlen lassen und in Vierecke oder Rauten schneiden. Erkalten lassen.

**Vanillecreme, klassische***
¾ l Milch
1 Vanillestängel
1 Essl. Maizena
3 Essl. Milch
3 Eier
40–80 g Fruchtzucker oder Honig

Milch mit Vanillestängel zum Kochen bringen. Maizena mit Milch anrühren und in die kochende Milch geben, kurz aufkochen. Die Eier und den Fruchtzucker verquirlen, etwas kochende Milch dazurühren, unter gutem Schwingen zurück in die Pfanne geben und bis vors Kochen bringen.

**Vanillecreme ohne Ei**
1 Vanilleschote
¼ l Wasser
40 g Weizenmehl* oder Reismehl
3 Essl. Honig
ca. 200 ml Soja- oder Mandelmilch

Die Vanilleschote mit spitzem Messer aufschneiden, das Mark herauskratzen und alles mit dem Wasser aufkochen lassen. Das Weizenmehl unter ständigem Rühren in das Vanillewasser geben und zu einem dicken Brei ausquellen lassen. Etwas abkühlen lassen, dann den Honig und die Sojamilch oder Mandelmilch gut daruntertrühren. Je nach dem Quantum der Sojamilch entsteht eine Vanillecreme oder eher eine Vanillesauce. Bis zum Servieren kaltstellen.

**Vanillesauce**
Vanillecreme (Rezept oben) mit etwas mehr Soja- oder Mandelmilch zubereitet.

**Apfelcreme**
¼ l Milch* oder Mandelmilch
½ Vanillestängel
1 Teel. Maizena
1 Essl. Milch
1 Ei
1 Essl. Fruchtzucker
400 g Äpfel
½ dl Wasser oder Süssmost
2 Essl. Fruchtzucker
Zitronenschale abgerieben
(von ungespritzter Frucht)
1–2 dl Rahm* oder Sesamrahm
(Rezept Seite 73)

Aus Milch, Vanillestängel, Maizena, Ei und Fruchtzucker eine Vanillecreme nach obigem Rezept bereiten. Äpfel mit Wasser oder Süssmost, Fruchtzucker und Zitronenschale zu dickem Apfelmus kochen und mit der Vanillecreme vermischen. Den Rahm steif schlagen und darunterziehen oder die Creme damit garnieren.

**Mandelmilchsauce**
4 dl Milch* oder Mandelmilch
50 g Mandeln oder Mandelmus
2 Essl. Honig
1 Essl. Maizena oder Pfeilwurzmehl
2 Essl. Wasser

Milch zusammen mit den geschälten, geriebenen Mandeln (oder dem Mandelmus) und dem Honig aufkochen. Maizena oder Pfeilwurzmehl im kalten Wasser anrühren und in die kochende Milch einrühren. Die fertige Sauce gut mixen.

**Hagebuttensauce**
70 g Hagebuttenpüree
oder Hagebuttenmark (in Bioläden erhältlich)
2 dl Wasser oder Traubensaft
1–2 Essl. Honig
evtl. einige Tropfen Zitronensaft

Die Zutaten zusammen aufkochen, den Zitronensaft zuletzt beifügen.

**Rotweinsauce (alkoholfrei)**
2 dl Wasser
Zitronen- oder Orangenschale
(von ungespritzten Früchten)
1 Zimtstängel
1 Nelke
1–2 Essl. Honig
2 dl roter Traubensaft
20 g Mandeln

Wasser, Schale, Gewürze und Honig zusammen einige Min. kochen, dann absieben. Traubensaft dazugeben und erwärmen (nicht kochen). Die geschälten, in Stifte geschnittenen Mandeln beifügen.

**Rote Grütze (Kaltschale)**
7 dl Johannisbeer-, Himbeer- oder Erdbeersaft
3 dl roter Traubensaft oder Wasser
70 g Griess* oder Reismehl
1 Essl. Maizena (Maismehl)

Beerensaft und Traubensaft zusammen aufkochen, Griess und Maizena einrühren und 10 Min. kochen. In ausgespülte Puddingform einfüllen und kalt stellen. Mit Vanillesauce (Rezept Seite 102) oder Mandelmilchsauce (Rezept Seite 102) servieren.

**Rote Grütze, dänische Art**
1 kg Beeren (Himbeeren, Johannisbeeren, Erdbeeren oder entsteinte Kirschen oder alles gemischt)
1 l Fruchtsaft (z.B. Holunder)
2 Päckchen Agar-Agar
Honig nach Geschmack
½ Teel. Naturvanille
Sesamrahm flüssig (Rezept Seite 73)

Gesäuberte und eventuell zerkleinerte Früchte in eine Schüssel geben, mit Honig und Vanille vermischen. Fruchtsaft mit Agar-Agar nach Vorschrift erhitzen und über die Früchte giessen. Die Grütze erstarren lassen. Dazu den flüssigen Sesamrahm servieren.

**Apfelküchlein***
4 Essl. Mehl
5 Essl. Wasser
2 Essl. Süssmost
1 Eiweiss
6 Äpfel (Boskop)
Reform-Pflanzenfett
Fruchtzucker und Zimt

Mehl, Wasser und Süssmost zu glattem Teig verarbeiten, zum Schluss das steifgeschlagene Eiweiss darunterziehen. Die Äpfel schälen, Kerngehäuse entfernen und in 1 cm dicke Scheiben schneiden. Diese im heissen Pflanzenfett schwimmend hellbraun ausbacken. Die fertigen Küchlein in der Fruchtzucker-Zimtmischung wenden.

**Griessköpfchen***
150 g Griess
1 ½ l Milch
1 Prise Salz**
2 Essl. Fruchtzucker
1 Zitronenschale, abgerieben (von ungespritzter Frucht)
1 Ei, zerklopft
40 g Mandeln, geschält, gerieben
30 g Rosinen
Himbeersirup

Mit Griess, Milch, Salz und Zitronenschale einen Griessbrei kochen, den Fruchtzucker zuletzt beifügen. Das zerklopfte Ei mit den Mandeln und Rosinen unter den Griessbrei mischen und in eine Puddingform einfüllen. Kaltstellen. Mit Himbeersirup servieren.

** Bei strenger, natriumfreier Kost weglassen.

**Reis-Zitronen-Pudding**
9 dl Wasser
Saft und Schale von 1 ungespritzter Zitrone
1 Prise Meersalz**
150 g Fruchtzucker
150 g Reis
2 dl Rahm* oder Sesamrahm (Rezept Seite 73)

Wasser und Gewürze (Zitronenschale in Würfelchen geschnitten) zum Kochen bringen. Reis dazugeben und 30 Min. kochen, erkalten lassen. Den geschlagenen Rahm daruntermischen und in eine kalt ausgespülte Puddingform einfüllen. Kaltstellen

## Gesundheitstees

Für Tees sollen möglichst die ganzen Blätter verwendet werden, da die ätherischen Öle bei feiner Zerstückelung (Sachetform) verloren gehen. Bitter- und Blähungstees ungesüsst trinken, anderen Tees kann man etwas Honig und/oder verdünnten Zitronensaft beifügen.

**Bittertee**
Wermut
Tausendgüldenkraut
Benediktinerkraut
Zu gleichen Teilen mischen, anbrühen und 5 Min. ziehen lassen.
Bei Appetitlosigkeit ½ Std. vor den Mahlzeiten 2–3 Essl. davon trinken (leicht galletreibend), verdauungsfördernd.
Sensible Menschen nehmen nur Tausendgüldenkraut (Zubereitung wie Kamillentee).

**Wermuttee**
Anbrühen und 5 Min. ziehen lassen.
Starker Bittertee, stark galletreibend, magensaftfördernd.
Schluckweise tagsüber trinken.

**Blähungstee**
Bei nierenkranken Menschen mit Übelkeit, Völlegefühl und Blähungen sehr wirksam.
Kümmel, Fenchel, Anis zu gleichen Teilen mischen, anbrühen und 20 Min. ziehen lassen.
Bei Blähungen nach den Mahlzeiten 1 Tasse voll trinken.

**Kamillentee**
Nur kurz anbrühen. Wenn man ihn länger ziehen lässt, kann er Übelkeit bewirken.
Bei Leibschmerzen zum Trinken.
Wirkt reinigend und beruhigend auf den Magen und den Darm.
Für Einläufe und Spülungen.

**Pfefferminztee**
Nur anbrühen.
Beruhigend, galletreibend, den Dünndarm anregend.

**Verveinetee (Eisenkraut)**
Nur anbrühen.
Beruhigend, entschleimend, galletreibend.
In Frankreich sehr beliebter Genusstee, nachmittags und abends.

**Solidagotee (Goldrute, Heidnisch Wundkraut)**
1 Min. kochen, 10 Min. ziehen lassen.
Bei Wassersucht, Blasen- und Nierenentzündungen. Wassertreibend.
2–3 Tassen täglich.

**Bärentraubenblättertee**
1½ Essl. Bärentraubenblätter in 5 dl Wasser 5 Min. leise kochen. 10 Min. stehen lassen, absieben. Bei Blasenentzündungen.

**Goldmelissentee**
Nur anbrühen.
Sehr beruhigend, auch vor dem Schlafen zu trinken.

**Orangenblütentee**
2–3 Blüten 2–3 Min. kochen, etwas ziehen lassen und absieben. Mit Honig süssen.
Beruhigend. Vor dem Schlafen trinken.

**Zitronenschalentee**
Für 2 Tassen: 1 ungespritzte Zitrone, möglichst, in Demeterqualität, dünn schälen.
Mit kochendem Wasser überbrühen und 5 Min. ziehen lassen, dann absieben. Vor dem Einschlafen mit etwas Honig trinken.

**Lavendeltee**
1 Teel. Lavendelblüten anbrühen, etwas stehen lassen.
Beruhigend, harmonisierend, entzündungshemmend, bei Schlaflosigkeit.

**Hagebuttentee**
Aus ganzen Hagebutten: 2–3 Essl. Hagebuttenkörner und -schalen in 1 ½ l Wasser 12 Std. einweichen, dann ½–¾ Std. leise kochen, absieben. Den Rest der gekochten Hagebutten kann man am folgenden Tag nochmals mit den frischen Hagebutten aufkochen. Leicht galletreibend und wassertreibend, erfrischend, anregend. Oder mit einem Beutelchen angiessen.

**Heidelbeertee**
Stopfend, beruhigend.
1 Esslöffel getrocknete Heidelbeeren
12 Std. einweichen und 5 Min. kochen. Absieben.

**Salbeitee**
Entzündungshemmend, die Schleimhäute pflegend.
1 Essl. Salbei
1 Tasse Wasser
Mit kochendem Wasser übergiessen und einige Min. ziehen lassen. Dann den Tee abgiessen und möglichst warm trinken.

# Rezeptverzeichnis

# Literaturnachweis


1 Robert-Koch-Institut und Statistisches Bundesamt: „Gesundheitsbericht des Bundes. Heft 44. Venenerkrankungen der Beine", Berlin 2009 (PDF auf der Webseite des RKI, aufgerufen am 11.Juni 2021), Seite 10–11

2 Postthrombotisches Syndrom auf der Webseite der Thrombose Initiative e.V., aufgerufen am 14.Juni 2021

3 Millen A.N. et al.: *Popliteal vein compression, obesity, and chronic venous disease Observational Study*. J Vasc Surg Venous Lymphat Disord. 2022 Jan; 10 (1): 200–208

4 Lane R.J. et al. : *Popliteal vein compression syndrome: obesity, venous disease and the popliteal connection*. Phlebology. 2009 Oct; 24 (5): 201–7

5 Van Rij A.M. et al.: *Obesity and impaired venous function*. Eur J Vasc Endovasc Surg 2008 Jun; 35 (6): 739–44

6 Willenberg T. et al.: *Impact of obesity on venous hemodynamics of the lower limbs*. J Vasc Surg 2010 Sep; 52 (3): 664–8

7 Doel Z.K. et al. : Effect of obesity on chronic venous insufficiency treatment outcomes. Comparative Study J Vasc Surg Venous Lymphat Disord 2020 Jul; 8 (4): 617–628

8 Benigni I.P. et al. : *Is obesity an aggravating factor in chronic venous disease? Results of a French epidemiological study in male patients*. Int Angiol 2006 Sep; 25 (3): 297–303

9 Saalan W. et al.: *Clinical and hemodynamic outcome of morbidly obese patients with severe chronic venous insufficiency with and without bariatric surgery*. Comparative Study J Vasc Surg Venous Lymphat Disord. 2021 Sep; 9 (5): 1248–1256

10 Davies H.O. et al.: *Obesity and lower limb venous disease – The epidemic of phlebesity*. Review Phlebology 2017 May; 32 (4): 227–233

11 Engelberger R.P. et al.: *Diurnal changes of lower leg volume in obese and non-obese subjects*. Int J Obes (Lond) 2014 Jun; 38 (6): 801–5

12 Castaldi G. et al.: *Chronic venous disease and diabetic microangiopathy: pathophysiology and commonalities*. Int Angiol 2021 Dec; 40 (6): 457–469

13 Dolic K. et al.: *Heart disease, overweight, and cigarette smoking are associated with increased prevalence of extra-cranial venous abnormalities*. Neurol Res 2012 Oct; 34 (8): 819–27

14 Leu A.J. et al.: *Microvascular changes in chronic venous insufficiency – a review*. Review Cardiovasc Surg 1995 Jun; 3 (3): 237–45

15 Kelechi T.J. et al.: *A descriptive study of skin temperature, tissue perfusion, and tissue oxygen in patients with chronic venous disease*. Biol Res Nurs 2007 Jul; 9 (1): 70–80

16 Jünger M. et al.: *Significance of cutaneous microangiopathy for the pathogenesis of dermatitis in venous congestion due to chronic venous insufficiency*. Wien Med Wochenschr 1994; 144 (10–11): 206–10

17 Franzeck U.K. et al.: *Microangiopathy of cutaneous blood and lymphatic capillaries in chronic venous insufficiency (CVI)*. Yale J Biol Med 1993 Jan–Feb; 66 (1): 37–46

18 Leu H.J. et al.: *The current concept of the pathogenesis of trophic skin lesions in chronic venous insufficiency from the morphologic viewpoint*. Review Wien Med Wochenschr 1994; 144 (10–11): 199–200

19 Duran W. et al.: *Microcirculatory inflammation in chronic venous insufficiency: current status and future directions*. Review Microcirculation 2000; 7 (6 Pt 2): S49–58

20 Coppola A. et al.: *Homocysteine, coagulation, platelet function, and thrombosis*. Review Semin Thromb Hemost 2000; 26 (3): 243–54

21 Tomagala T.B. et al.: *Pathogenesis of vascular disease in hyperhomocysteinaemia*. Review J Cardiovasc Risk1998 Aug; 5 (4): 239–4

22 Sainani G.S. et al.: *Homocysteine and its role in the pathogenesis of atherosclerotic vascular disease*. Review J Assoc Physicians India 2002 May; 50 Suppl: 16–23

23 De Franciscis S. et al.: *Hyperhomocysteinaemia and chronic venous ulcers*. Clinical Trial Int Wound J 2015 Feb; 12 (1): 22–6

24 Sam R.C. et al.: *The prevalence of hyperhomocysteinemia, methylene tetrahydrofolate reductase C677T mutation, and vitamin B12 and folate deficiency in patients with chronic venous insufficiency*. J Vasc Surg 2003 Nov; 38 (5): 904–8

25 Darvall K.A.L. et al.: *The incidence of raised procoagulant factors and hyperhomocysteinaemia in Chinese patients with chronic venous insufficiency*. Comparative Study Eur J Vasc Endovasc Surg 2010 Aug; 40 (2): 260–6

26 Scewscyck M.C. et al.: *The nutritional status of older adults with and without venous ulcers: a comparative, descriptive study*. Comparative Study Ostomy Wound Manage 2008 Sep; 54 (9): 34–6, 38–40, 42

27 Streiff M.B. et al.: *Cancer-Associated Venous Thromboembolic Disease*, Version 1.2015 J Natl Compr Canc Netw 2015 Sep; 13 (9): 1079–95

28 Wenszi E. et al.: *Lipedema, a barely known disease: diagnosis, associated diseases and therapy*. Review Orv Hetil 2008 Nov 9; 149 (45): 2121–7

29 Barber G.A. et al.: *Effects and associations of nutrition in patients with venous leg ulcers: A systematic review*. Review J Adv Nurs 2018 Apr; 74 (4): 774–787

30 Saeg F. et al.: *Evidence-Based Nutritional Interventions in Wound Care.* Plast Reconstr Surg 2021 Jul 1; 148 (1): 226–238

31 Moscicika P. et al.: *Complex treatment of venous leg ulcers including the use of oral nutritional supplementation: results of 12-week prospective study*. Postepy Dermatol Alergol 2022 Apr; 39 (2): 336–346

32 Wipke-Devis D.D. et al.: *Nutrition, tissue oxygenation, and healing of venous leg ulcers*. J Vasc Nurs 1998 Sep; 16 (3): 48–56

33 Parker C.N. et al.: *Risk factors for delayed healing in venous leg ulcers: a review of the literature*. Review Int J Clin Pract 2015 Sep; 69 (9): 967–77

34 Melo P.G. et al.: *Anthropometric, Biochemical, and Food Consumption Parameters are associated with Venous Leg Ulcer Area and Duration*. Adv Skin Wound Care 2020 Sep; 33 (9): 476–481

35 Felice F. et al.: *The importance of Mediterranean diet and hydration habitus in patients with lower limb ulcers: A pilot study*. J Vasc Nurs 2021 Sep; 39 (3): 76–83

36 Woicik A. et al.: Dietary intake in clients with chronic wounds. Can J Diet Pract Res 2011 Summer; 72 (2): 77–82

37 Cahal E. et al.: *Practical nursing measures for vascular compromise in the lower leg*. Review Ostomy Wound Manage 1995 Oct; 41 (9): 16–33

38 Tobon J. et al.: *Nutritional status and wound severity of overweight and obese patients with venous leg ulcers: a pilot study*. J Vasc Nurs 2008 Jun; 26 (2): 43–52

39 Mac Daniel J.C. et al.: *EPA + DHA supplementation reduces PMN activation in microenvironment of chronic venous leg ulcers: A randomized, double-blind, controlled study*. Randomized Controlled Trial Wound Repair Regen 2017 Aug; 25 (4): 680–690

40 Sullenbarger T.A. et al.: *Supplementation with eicosapentaenoic acid and docosahexaenoic acid reduces high levels of circulating proinflammatory cytokines in aging adults*: A randomized, controlled study. Randomized Controlled Trial Prostaglandins Leukot Essent Fatty Acids. 2018 May; 132: 23–29

41 Allaire J. et al.: *A randomized, crossover, head-to-head comparison of eicosapentaenoic acid and docosahexaenoic acid supplementation to reduce inflammation markers in men and women: the Comparing EPA to DHA (ComparED) Study*. Randomized Controlled Trial Am J Clin Nutr 2016 Aug; 104 (2): 280–7

42 Serini S. et al.: *New Insights on the Effects of Dietary Omega-3 Fatty Acids on Impaired Skin Healing in Diabetes and Chronic Venous Leg Ulcers*. Review Foods 2021 Sep 28; 10 (10): 2306

43 Jull A.B. et al.: *Honey as a topical treatment for wounds*. Review Cochrane Database Syst Rev 2015 Mar 6

44 Alvarez-Suarez J.M. et al.: *The Composition and Biological Activity of Honey*: A Focus on Manuka Honey. Review Foods 2014 Jul 21; 3 (3): 420–432

45 Ruffini I. et al.: *Efficacy of topical treatment with aescin + essential phospholipids gel in venous insufficiency and hypertension*. Clinical Trial Angiology 2004 May–Jun; 55 Suppl 1: S 19–21

46 Rohdewald P.: *A review of the French maritime pine bark extract (Pycnogenol), a herbal medication with a diverse clinical pharmacology*. Review Int J Clin Pharmacol Ther 2002 Apr; 40 (4): 158–68

47 Kil-Joung L. et al.: *Hemorrhoids Are Associated with Urinary Incontinence*. J Womens Health (Larchmt) 2020 Nov; 29 (11): 1464–1468

48 Sheng-Pang H. et al.: *Association of Hemorrhoids With Hashimoto's Thyroiditis and Associated Comorbidities*: A Nationwide Population-Based Cohort Study. Front Endocrinol (Lausanne) 2020 Oct 8; 11: 577767

49 Poskus T. et al.: *Preventing hemorrhoids during pregnancy: a multicenter, randomized clinical trial. Randomized Controlled Trial.* BMC Pregnancy Childbirth 2022 Apr 30; 22 (1): 374

50 Devkota S. et al.: *Dietary fat induced taurocholic acid promotes pathobiont expansion and colitis in Il 10-mice.* Nature 487, 2012: 104–108

51 David L.A. et al.: *Diet rapidly and reproducibly alters the human gut microbiome.* Nature 505, 2014: 559–63

52 Huerta-Avila E.E. et al. : *High relative anbundance of lactobacillus reuteri and fructose intake are associated with adiposity and cardiometabolic risk factors in children from Mexico City.* Nutrients, 2019 Mai 28; 11 (6). pli: E1207. Doi: 103390/nu11061207

53 Faith J.J. et al.: *The long-term stability of the human gut microbiota.* Science 341, 2013: 1237–1243

54 Bircher-Benner M.O.: *Eine neue Ernährungslehre.* Wendepunkt Verlag Berlin, Leipzig, Zürich, 10. Auflage, 1945

55 Bircher-Benner M.O.: Grundzüge der Ernährungstherapie auf Grund der Energie-Spannung der Nahrung. Verlag Otto Salle, Berlin, 1905 und 1905

56 Kasnacev V.P.: in Jezowska-Trzebiatovska B. et al.: Photon emission from biological systems, proceedings of the first international Symposium, Wroclav, Pland Jan. 1986

57 Bischof M.: Biophotonen, das Licht in unseren Zellen. ISBN 3-86150-095-7

58 Popp F.A.: Biologie des Lichtes, Grundlagen der ultraschwachen Zellstrahlung. Verlag Paul Parey, ISBN: 3-489-61734-7

59 Popp F.A.: Unsere Lebensmittel in neuer Sicht. ISBN: 3-596-11459-4

60 Van Vijck R. and E. Utrecht Univeriy: *An Introduction to Human Biophoton Emission.* Forsch Komplementärmed. Klass. Naturheilkd. 1005, 12 S. 77–83

61 Prigogine I. et al.: *Dialog mit der Natur.* Piper Verlag München, ISBN 3-492-11181-5

62 Pischinger A.: Das System der Grundregulation, Grundlagen für eine ganzheitsbiologische Theorie der Medizin. Huat-Verlag, Heidelberg, 1990. 8. erweiterte Auflage, ISBN: 3-7760-1183-1

63 Jezowska-Trzebiatowska et al. Photon emission from biological systems, proceedings oft he first international Symposium, Wroclav, Pland Jan, in Popp. F.A.: Biologie des Lichtes, Grundlagen der ultraschwachen Zellstrahlung, Paul Parey-Verlag, ISBN: 3-489-61734-7

64 Bischof M.: *Biophotonen: das Licht in unseren Zellen.* Verlag 2001, ISBN: 3-86150-095-7

65 Van Vijck R. et al.: *An Introduction to Human Biophoton Emission.* Utrecht University Forsch. klass. Naturheilkunde. 1005, 12, S. 77–83

66 Pischinger A.: Das System der Grundregulation, Grundlagen für eine ganzheitsbiologische Theorie der Medizin, Haug-Verlag Heidelberg, 1990, ISBN: 3-7760-1183-1

# Stichwortverzeichnis